Yoga

Yoga für Anfänger:

77 Haltungen für Abnehmen, Rücken und Entspannung

Inhaltsverzeichnis

Einleitung

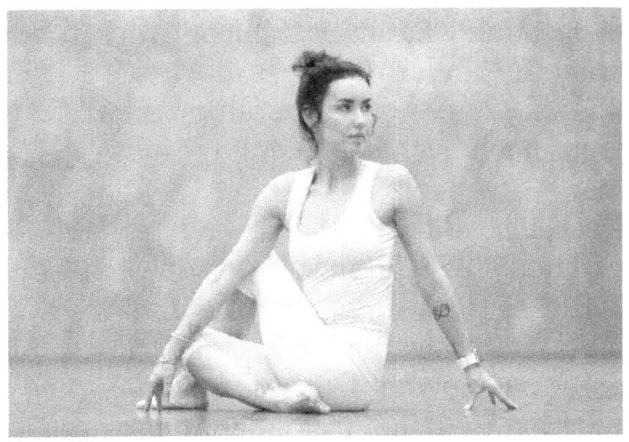

In diesem Ebook wirst du alles Wissenswerte über Yoga erfahren. Es warten 77 tolle Übungen zum Abnehmen, gegen Rückenschmerzen und zum Entspannen.

Widme dich dieser Sportart für Körper und Geist, wie es auch Charlize Theron, Reese Witherspoon und Emma Stone machen!

Du wirst die Vorteile des Yoga-Trainings kennen lernen und erfahren, wie du Yoga ganz einfach in deinen Alltag integrieren kannst. Du wirst abnehmen, deinen Rücken stärken und dich insgesamt entspannter fühlen.

Neben den 77 Übungen wirst du noch einige nützliche Tipps und Tricks über Yoga und deine Ernährung erfahren.

Du hast dich dafür entschieden dein Leben endlich zu ändern? Dieses Buch wird helfen deine Ziele ohne viel Mühe zu erreichen. Schon nach wenigen Minuten Yoga täglich wirst du selbstbewusster, fitter und glücklicher durch den Alltag gehen! Die einfachen Yogaübungen in diesem Buch lassen sich wunderbar unkompliziert in deinen stressigen Alltag integrieren. Du kannst alleine trainieren oder mit Freunden, du kannst in deinem Wohnzimmer trainieren oder im Park, du kannst morgens trainieren oder nachts - Yoga passt sich deinem Leben an und wird dein Leben verändern! Yoga wird deine Einstellung zu vielen Problematiken und Themen positiv verändern, lässt dich gelassener sein und sich mit die selbst verbunden fühlen. Dies ist ein Idealzustand, den viele Menschen unserer westlichen Welt nicht mehr kennen. Du hast jetzt die Möglichkeit wieder eins mit die und deiner Umwelt zu werden und die Möglichkeiten und das Potential dieser ganzheitlichen Sportart für dein Leben und die Verbesserung deines Lebens voll auszuschöpfen.

Das Yoga-Training wird dich täglich über dich selbst, deine Gefühle und deinen Körper reflektieren lassen und du wirst dich auf eine ganz besondere Weise neu kennen lernen! Yoga ist nicht nur die spirituelle Basis der Mönche der östlichen Welt, sondern findet auch in unserer westlichen Welt vielfältige Verwendung. Von den positiven Effekten wie die Reduktion von Depressionen, Spannungen, Wut, Erschöpfungszuständen oder ähnlichen in unserer westlichen Welt oftmals vorkommenden negativen Zuständen kannst auch du profitieren!

Lass dich auf eine meditative Reise zu einem Leben voll Friede , Glück und Entspannung einladen!

Kapitel 1: Was ist überhaupt Yoga?

Bevor du alles über die praktische Umsetzung deiner neuen Lieblingssportart erfährst möchte ich dir hier einige wissenschaftliche Fakten über Yoga präsentieren. Es ist nicht nur wichtig zu wissen wie du Yoga ausführst, sondern auch was genau Yoga eigentlich ist.

Yoga ist ein Wort aus dem der sanskritischen Sprache, einer altindischen Sprache, und bedeutet "zusammenbinden". Das eigentliche Ziel der Yoga-Praxis ist Körper und Geist auf eine harmonische Ebene zu bringen. Seit tausenden Jahren praktizieren Yogis und deren Schüler diese Yoga-Praktiken , um körperlich fit zu bleiben, um ihren Körper und ihren Geist zu verbinden und um eine friedvolle Verbindung mit ihrer Umwelt einzugehen. Yoga soll die Begrenzungen des Geistes und die einengenden Erfahrungen des Individuums mit der Welt auflösen und zu einem allumfassenden Zustand der Freiheit führen. Die Achtsamkeit über das eigene Selbst in der äußeren Welt ist ein elementarer Bestandteil des Yoga. Yoga ist also eine tief spirituelle Sportart, wenn man Yoga so nutzen möchte.

Vielleicht glaubst du jetzt, dass Yoga einen religiösen Aspekt hat? Dem ist nicht so! Yoga ist keine religiöse Bewegung, fordert keine spezielle religiöse Ausrichtung und lässt sich dementsprechend mit jeder Glaubensform kombinieren.

Es gibt viele Arten von Yoga: Acro Yoga, Anusara Yoga, Aerial Yoga, Bikram Yoga, Forrest Yoga, Hatha Yoga, Hormon Yoga, Iyengar Yoga, Jivamukti Yoga, Kundalini Yoga, Kriya Yoga, Luna Yoga, Power Yoga, Flow Yoga, Wellness Yoga und Yin Yoga. Du hast sicherlich schon bemerkt, dass es nicht nur sehr alte Yogaformen gibt, wie das Hatha Yoga, sondern auch einige neuere Entwicklungen und Kombinationen, wie Wellness Yoga. Yoga bietet seit tausenden Jahren bis in unsere heutige Zeit vielen Menschen positive Veränderungen und ist deshalb über all diese Zeit bei Menschen weltweit beliebt gewesen. Der spirituelle Hintergrund des Yogas findet sich nicht mehr in allen neuen Yoga-Variationen. Du kannst Yoga also auch praktizieren, wenn du kein Interesse an der spirituellen Komponente hast. Du kannst Yoga für genau die Ziele nutzen, die dir wichtig sind.

Du hast sicherlich schon einmal im Park oder im Fernsehen gesehen, wie die Yoga-Praxis aussieht. Beim Yoga geht es nicht darum, wie viele vermuten, sich unnatürlich zu verbiegen oder zu dehnen, sondern rein um die optimale Balance zwischen Geist und Körper. Ziel ist die Verbesserung der Muskulatur, die Definition der Muskel, die Verbesserung der Haltung und der Bewegungsmöglichkeiten. Auch psychischer Ebene kann Yoga Stress und Depressionen mindern und die Achtsamkeit und Konzentration fördern. Ziel ist also ein psychisches und physisches umfassendes positives Empfinden. ,

Was Yoga für dich tun kann

In den letzten Jahren wurden unzählige Studien über die positiven Effekte des Yogas durchgeführt. Sogar das National Institute for Health hat einige Millionen Dollar für die Erforschung der positiven Effekte Yogas auf den menschlichen Körper investiert. Die unglaublichen Effekte der Yoga-Praxis sind also wissenschaftlich belegt und keine esoterischen Vermutungen!

Hier sind nur ein paar der wissenschaftlich belegten positiven Wirkungen des Yoga-Trainings:

- Yoga optimiert deine Haltung.

- Yoga stärkt deine Muskulatur.

- Yoga definiert deine Muskeln.

- Yoga lässt dich achtsamer sein.

- Yoga verbessert deine Beweglichkeit.

- Yoga verbessert dein Körpergefühl.

- Yoga reduziert Schlaflosigkeit und lässt dich tiefer schlafen.

- Yoga reduziert Asthma.

- Yoga reduziert das Risiko für Schlaganfälle und Herzerkrankungen.

- Yoga verbessert dein Gedächtnis.

- Yoga stärkt die Muskulatur deines Rückens und schützt somit deine Wirbelsäule.

- Yoga verringert Schmerzen.

- Yoga senkt deinen Blutzuckerspiegel.

- Yoga beugt Gelenk- und Knorpelschäden vor.

- Yoga fördert deine Kreativität.

- Yoga reguliert deine Adrenalinausschüttung.

- Yoga hilft dir Gewicht zu verlieren.

- Yoga lässt dich friedlich, glücklich und freudvoll fühlen.

- Yoga verbessert deine Konzentration.

- Yoga verlangsamt deinen Alterungsprozess.

- Yoga löst deine Verspannungen.

- Yoga verbessert deine sportlichen Leistungen.

- Yoga verbessert dein Immunsystem.

- Yoga hilft Suchterkrankungen zu überwinden.

- Yoga erhöht die Fruchtbarkeit.

- Yoga erhöht deine Energie.

- Yoga verbessert dein Gleichgewicht.

- Yoga verlangsamt den Alterungsprozess.

- Yoga bekämpft Depressionen.

- Yoga macht glücklich.

Und das sind nur einige der unzähligen positiven Effekte des Yoga-Trainings! Also los!

Yoga in deinen Alltag integrieren

Um auch in den Genuss all dieser tollen Effekte zu kommen, musst du Yoga zu einem festen Bestandteil deines Alltags machen.

Im Durchschnitt dauert es 9 Wochen um eine neue Gewohnheit in den Alltag zu etablieren. Wenn du also ungefähr zwei Monate lang fleißig Yoga und Meditation geübt hast, werden Yoga und Meditation zu ganz selbstverständlichen Bestandteilen deines Alltags. Sobald dein Yoga- und Meditationsverhalten automatisiert ist, wird es für dich nicht mehr mühevoll sein sich diesen Praktiken zu widmen. So wird Yoga dein Leben verändern.

Hier sind einige Tipps, um Yoga effektiv und einfach in deinen Alltag zu integrieren:

- Finde deine wahre Motivation. Gehe die Liste mit den positiven Effekten des Yoga-Trainings noch einmal durch und suche dir den für dich wichtigsten Grund aus. Nutze die Vorstellung deines Erfolgs als Motivator. Dein Ziel ist es abzunehmen? Dann stelle dir zur Motivation vor, dass du bereits rank und schlank bist!

- Überfordere dich nicht! Wenn du neu mit der Yoga-Praxis beginnst reicht es völlig aus, wenn du zu Beginn täglich 5-10 Minuten trainierst. Trainiere lieber kurz und achtsam, als lang und unachtsam.

- Versprich dir selbst, dass du täglich Yoga üben wirst. Lege dir ein Yoga-Tagebuch an, in dem du deine Trainingszeiten und Fortschritte festhältst. Auch sinnvoll ist eine Gewohnheits-Tracker-App! So kannst du dich selbst kontrollieren.

- Trainiere mit jemandem zusammen, so wird es schwieriger akzeptable Ausreden zu finden.

- Teile deine Trainingseinheiten auf: Statt 60 Minuten am Stück zu trainieren und zu meditieren, trainiere morgens 30 Minuten und abends 30 Minuten.

- Wähle einen festen Zeitpunkt für deine neue Routine. Passt deine Yoga-Praxis in deine morgendliche Routine? Oder hast du abends Zeit? Lasse Yoga einen festen Bestandteil in deinem Tagesablauf werden.

- Belohne dich für deinen Erfolg! Lobe dich selbst! Dein Gehirn speichert dies positiv ab und verknüpft es mit deiner Yoga-Routine.

-

Kapitel 2: Die Praxis

Bevor du loslegst: Achte genau auf die Signale deines Körpers! Wenn sich eine Übung nicht angenehm oder sogar schmerzhaft anfühlt, musst du diese Übung abbrechen. Yoga soll im Einklang mit dem Körper geschehen und darf nicht schmerzhaft sein. Achte auf dich und sorge dafür, dass du nicht über deine Grenzen hinaus gehst oder dich verletzt. Versuche ganz genau auf deinen Körper zu hören und schon den leisesten Anflug von Unwohlsein wahrzunehmen. Yoga ist keine Leistungssportart! Falls du dir unsicher bist, suche Rat bei einem erfahrenen Yoga-Lehrer oder einer erfahrenen Yoga-Lehrerin. Für die perfekte Ausführung der Übungen und um Verletzungen zu vermeiden ist professioneller Rat sinnvoll!

Um mögliche Risiken für deine Gesundheit abzuklären ist ein Gespräch vorab mit einem Arzt ratsam. Falls du hohen Blutdruck oder ähnliche körperliche Einschränkungen hast, solltest du abklären, ob Yoga die richtige Sportart für dich ist.

Was benötigst du?

Nichts! Von Vorteil sind natürlich bequeme Kleidung und eine gemütliche Unterlage. Yoga-Matten gibt es mittlerweile im Internet sehr günstig zu erstehen.

Wie soll deine Umgebung aussehen? Unter welchen Voraussetzungen kannst du dich am besten konzentrieren? Zu Hause oder im Park? Probier doch einmal verschiedene Umgebungen aus, um herauszufinden welche für dich ideal ist.

Du kannst dir die Übungen nach Belieben zusammen stellen und ausprobieren. Trainiere täglich mindestens fünf Minuten und steigere die Dauer deines Trainings je geübter du bist!

Im folgenden Kapitel findest du einige Übungen, die du dir je nach deinem Trainingsziel ganz gezielt aussuchen kannst.

Viel Spaß!

Nachricht an den Leser

Lieber Leser, liebe Leserin,

leider hat dieses Buch nur Schwarz-Weiß Bilder. Wir hätten sehr gerne das Buch in Farbe drucken lassen, jedoch sind wir nur ein sehr kleiner Verlag. Daher sind die Druckkosten sehr hoch und wir hätten dieses Buch nicht unter 20€ anbieten können, was unangemessen teuer ist.

Als kleine Entschuldigung würden wir Ihnen gerne das Buch als PDF mit Farbbildern zusenden.

Schreiben Sie uns einfach eine E-Mail an:

dein.buecher.shop@gmail.com

Wir hoffen auf Ihr Verständnis.

Kapitel 3: Yoga-Übungen

Yoga Übungen zur Gewichtsreduktion

In diesem Kapitel lernst du einige Yoga-Übungen kennen, die optimal zur Gewichtsreduktion sind. Da der Gewichtsverlust beim Yoga einer der vielen tollen Vorteile ist, ist es nicht einfach spezielle Übungen zur Gewichtsreduktion zu bestimmen. Die folgenden Übungen sind allerdings optimal für diesen Zweck!

1. EkapadaPranamasana - Gebetshaltung auf einem Bein

Stelle dich aufrecht und mit geschlossenen Beinen hin. Beuge dein rechtes Knie, winkle dein Bein nach außen ab und lasse deine rechte Fußsohle an der Innenseite deines linken Oberschenkels ruhen. Deine Ferse sollte sich in der Nähe deines Damms befinden. Falte nun deine Hände vor deiner Brust (dies ist Anjali Mudra, eine Gebetsgeste).

Versuche diese Position ein bis fünf Minuten zu halten - solange du es eben schaffst dein Gleichgewicht zu halten. Und wiederhole anschließend die Übung mit dem linken Fuß.

Diese Übung stärkt vor allem deine Beinmuskulatur und deinen Gleichgewichtssinn. Du dehnst deine Leiste und die Innenseite deiner Oberschenkel. Außerdem fördert die EkapadaPranamasana-Übung die Harmonisierung der energetischen Energien deines Körpers.

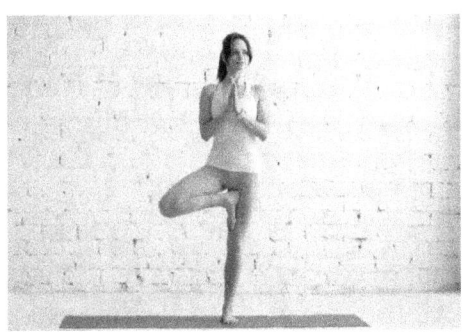

2. Tadasana - Palme

Stelle dich aufrecht mit hüftbreit auseinander stehenden Füßen hin. Hebe deine Arme nun über den Kopf und verschränke deine Finger ineinander. Drehe nun deine Handflächen langsam nach oben Richtung Decke. Senke nun deine Hände, bis deine Fingerknöchel auf deinem Kopf aufliegen. Das war die Vorbereitung zu der Tadsana-Übung.

Führe nun deine Arme mit deinen verschränkten Fingern beim Einatmen nach oben und ziehe deinen Brustkorb und deine Schultern mit nach oben, bis du auf deinen Zehenspitzen stehst. Strecke deinen gesamten Körper, halte dein Gleichgewicht und halte deinen Atem für einige Sekunden an. Kehre beim Ausatmen wieder in deine Startposition zurück mit deinen Händen auf deinem Kopf ruhend.

Wiederhole diese Übung fünf Mal und gönne dir zwischen den Wiederholungen einige Sekunden Pause.

Tadasana stärkt deine Rücken- und Bauchmuskulatur. Zusätzlich trainierst du hierbei deine Arm- und Beinmuskulatur, sowie dein Gleichgewicht.

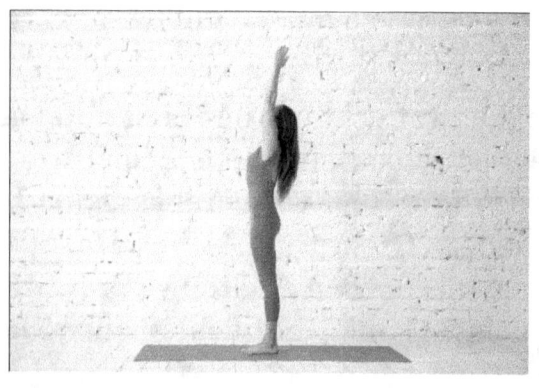

3. Tadasana auf Zehenspitzen - Palme auf Zehenspitzen

Wenn du schon geübt in der Tadasana-Haltung bist kannst du in der gedehnten Haltung auch drei Schritte nach vorne und wieder zurück gehen. Achte darauf, dass du deine Körperspannung hältst! Dies trainiert deinen Gleichgewichtssinn intensiver.

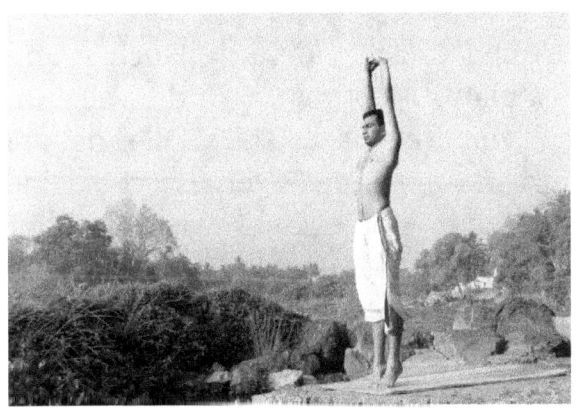

4. TiryanaTadsana - Schwingende Palme

Stelle dich aufrecht mit etwas mehr als hüftbreit voneinander entfernten Füßen hin. Führe deine Arme über deinen Kopf und verschränke deine Finger ineinander, wie bei der Tadasana-Übung. Hebe deine Arme beim Einatmen und beuge deinen Körper mit gestreckten Armen nach links beim Ausatmen. Achte darauf, dass du dich nicht verdrehst oder dich nach hinten oder vorne beugst! Halte deinen Atem für einige Sekunden an und komme dann in deine Startposition zurück. Wiederhole dies auch mit deiner rechten Körperseite.

Wiederhole diese Übung für jede Körperseite jeweils fünf Mal. Mache zwischen den Wiederholungen einige Sekunden Pause.

Diese Übung stärkt deine Bauch- und Brustmuskulatur optimal. Und wie du sicherlich gemerkt hast, stärkt sie deinen Gleichgewichtssinn und verbessert deine Haltung. Deine Wirbelsäule wird gedehnt und deine Verdauung angeregt.

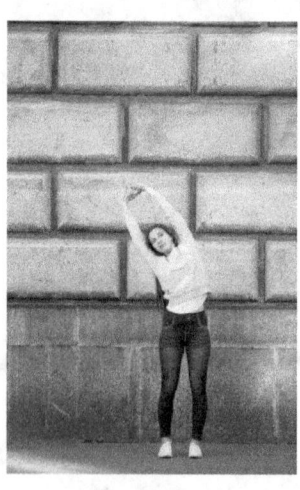

5. TiryanaTadasana auf Zehenspitzen - Schwingende Palme auf Zehenspitzen

Verfahre wie bei TiryanaTadsana. Versuche aber diese Übung auf Zehenspitzen stehend durchzuführen. Dies erfordert einiges mehr an Koordination und Gleichgewichtssinn!

Diese Übung stärkt deinen Bauch!

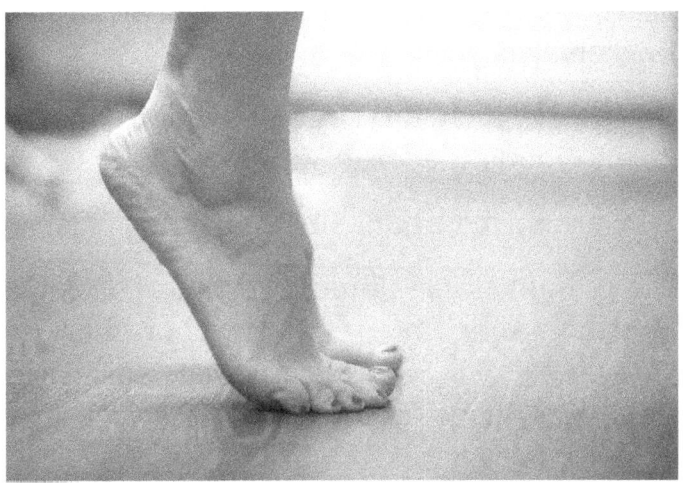

6. Naukasana - Bootshaltung

Begebe dich in die Rückenlage. Atme einige male ein und aus, bevor du mit der Übung beginnst.

Atme ein und hebe dann bei angehaltenem Atem deine Beine und deine Schultern vom Boden ab. Halte dabei deine Arme parallel zum Boden, achte darauf, dass deine Handflächen zum Boden zeigen. Dein Körper sollte die Form eines Dreiecks haben, dein Po, deine Füße und dein Kopf bilden die Spitzen. Wichtig ist, dass du deine Wirbelsäule grade hältst und deinen Blick geradeaus richtest. Halte diese Position so lange, bis du wieder einatmen musst und begebe dich beim Einatmen wieder in die Rückenlage.

Entspanne dich für einige Sekunden, bevor du die Übung wiederholst.

Wiederhole die Übung fünf Mal.

Die Naukasana-Übung trainiert deine Bauchmuskeln und lässt das überschüssige Fett an deinem Bauch schmelzen. Zusätzlich trainierst du auch deine Arme, Hüfte und Schultern.

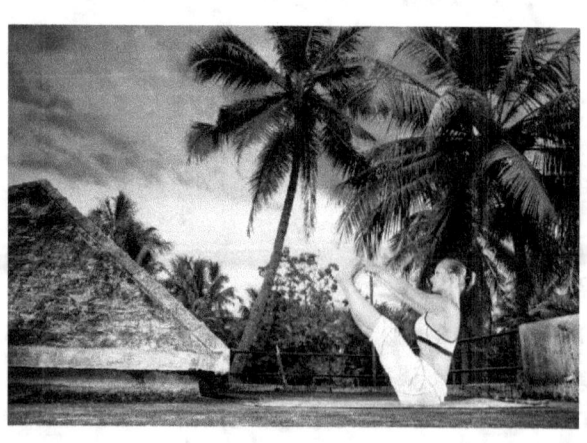

7. ArdhaHalasana - Halber Pflug

Begebe dich in Rückenlage und überschlage deine Beine. Hebe deine Beine langsam während du einatmest, nutze dafür die Kraft deiner Bauchmuskulatur und Arme und lasse deinen Po und deinen Rücken flach auf dem Boden. Halte diese Position einige Sekunden mit angehaltenem Atem an und lasse deine Beine beim Ausatmen langsam wieder zu Boden sinken.Diese Übung solltest du fünf Mal wiederholen.

Sie ist in erster Linie geeignet um deine Bauchmuskeln zu stärken. Du kannst durch diese Übung deine Verdauung verbessern.

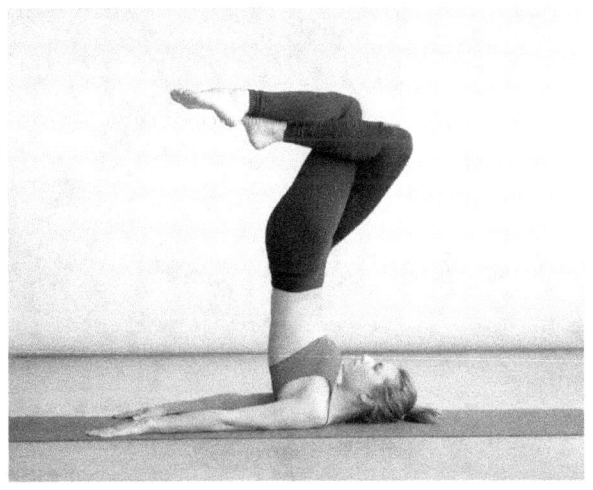

8. Variationen ArdhaHalasana - Variationen Halber Pflug

Wenn du dich mit der Ausführung der ArdhaHalasana-Übung schon sicher fühlst, kannst du die Übung auch nach Belieben variieren.

Versuche doch einmal deine Beine statt in einem 90-Grad-Winkel in einem 45-Grad-Winkel zu halten. Vielleicht ist es angenehm für dich deine Beine während der Übung zu spreizen und wieder zusammenzubringen. Probiere verschiedene Techniken aus, um deine Bauchmuskeln zu trainieren.

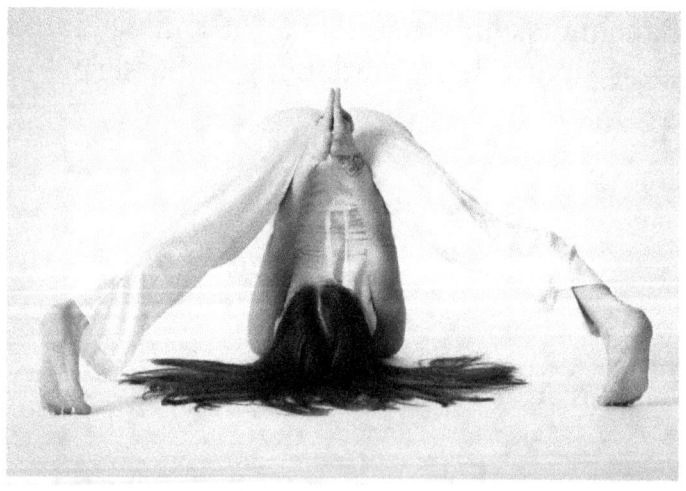

9. Ustrasana - Kamel

Knie dich für diese Übung hüftbreit hin. Halte deine Beine und Füße zusammen und beuge deinen Oberkörper nach hinten. Greife mit deinen Händen nach deinen Fersen und schiebe deinen Bauch nach vorne. Schiebe deinen Bauch nach vorne, runde deinen Rücken nach und Nacken nach hinten ab und achte besonders darauf, dass deine Hüfte sich senkrecht zum Boden befindet. So solltest du zur Decke schauen können. Verteile dein Gewicht auf deinen Armen und Beinen für eine stabile Haltung.

Die Ustrasana-Übung stärkt deinen Rücken intensiv und dehnt die Muskeln deiner Vorderseite. Außerdem regt sie deine Verdauung an.

Falls du Rückenprobleme oder hohen Blutdruck hast, ist diese Übung nichts für dich!

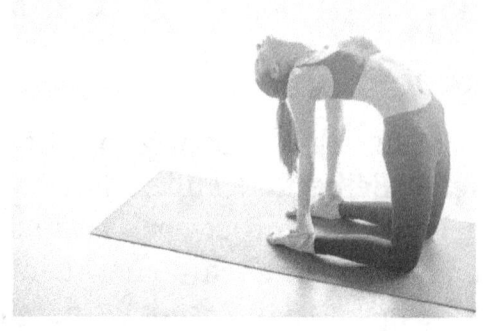

10. Kati Chakrasana - Taillendrehung

Stelle dich aufrecht mit ungefähr hüftbreit voneinander entfernten Füßen hin. Beim Einatmen hebst du deine Arme, sodass sie parallel zum Boden sind. Beim Ausatmen drehst du nun deinen Oberkörper nach links, legst deine rechte Hand auf deine linke Schulter und legst deinen linken Arm um deinen Rücken, sowie deine linke Hand auf deine rechte Taille. Versuche nun deinen Kopf so weit es geht nach links zu drehen. Achte zu jedem Zeitpunkt dieser Übung auf eine gute Körperspannung und eine aufrechte Haltung. Halte deinen Atem für einige Sekunden an, bevor du wieder in deine Ausgangsposition zurück kehrst.

Führe deine Bewegungen kontrolliert und achtsam aus, um Verletzungen zu vermeiden.

Wiederhole die Kati Chakrasana Übung für jede Körperseite fünf Mal und gönne dir zwischen den Wiederholungen einige Sekunden Pause.

Diese Übung trainiert deine Rücken- und Bauchmuskulatur. Sie lockert deine Arme und Schulter und lässt dich wieder fit fühlen. Eine gute Übung, um bei langem Sitzen am Schreibtisch die Wirbelsäule zu lockern und Körper und Geist wieder energievoll fühlen zu lassen.

11. Schnelles Kati Chakrasana- Schnelle Taillendrehung

Falls du dich mit der Kati Chakrasana-Übung schon sicher fühlst, kannst du diese Übung durch ein wenig Schnelligkeit erweitern. Drehe dich für einen intensiveren Trainingseffekt schneller nach links und rechts.

Achte auch hier darauf, dass du die Bewegungen kontrolliert ausführst!

Auch diese Übung st#rkt deinen Rücken optimal.

12. Phalakasana - Brett

Für diese Übung begibst du dich in die Position der Planke. Du stützt deine flachen Hände in Schulterbreite auf den Boden auf und erhebst deinen Körper, sodass du auf den Zehenspitzen und Handflächen stehst. Dein Körper bildet eine Linie und sollte angespannt sein.

Halte diese Spannung einige Sekunden und atme entspannt ein und aus. Komme dann in die Bauchlage und pausiere einige Sekunden, bevor du die Übung wiederholst.

Führe diese Übung fünf Mal aus.

Mit dieser Übung trainierst du besonders deine Bauch- und Rückenmuskulatur. Außerdem verbesserst du durch sie auch deinen Gleichgewichtssinn.

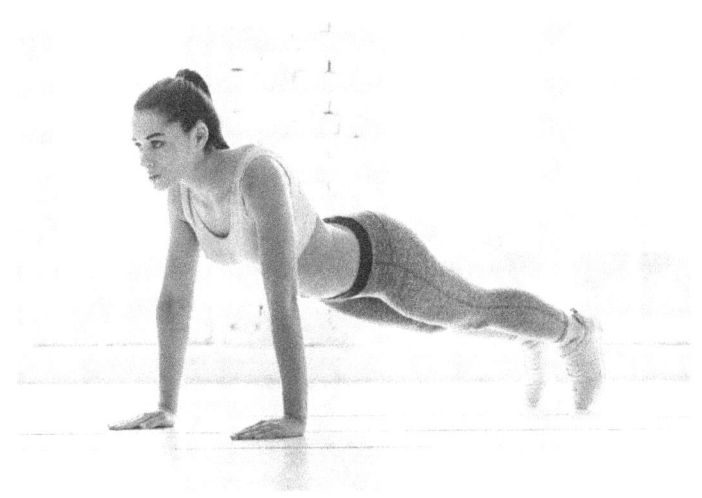

13. Abgeschwächte Phalakasana - Abgeschwächtes Brett

Für die abgeschwächte Version der Phalakasana-Übung stützt du dich statt auf deinen Händen auf deinen Unterarmen ab. So ist die Übung nicht ganz so intensiv und ist auch für Anfänger gut geeignet. Achte auch bei der leichten Version darauf, dass deine Bauch- und Rückenmuskeln angespannt sind, dein Körper eine Linie bildet und du entspannt atmest. Halte diese Position einige Atemzüge.

Wiederhole diese Übung fünf Mal.

Hier trainierst du besonders deine Bauchmuskulatur.

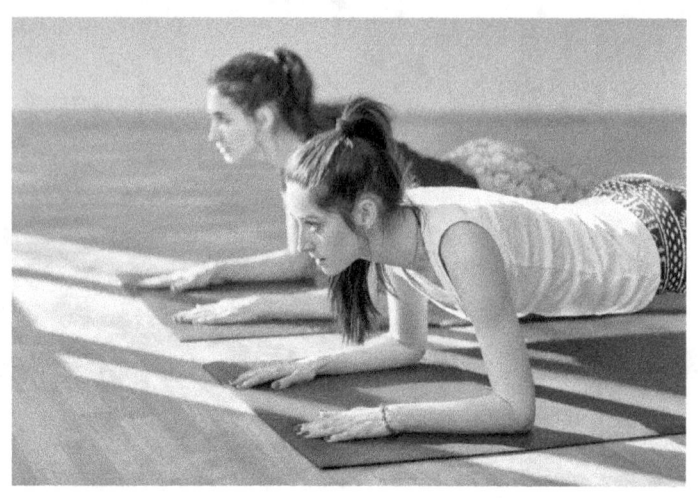

14. Phalakasana auf einem Bein - Brett auf einem Bein

Wenn die die Phalakasana-Übung schon sicher beherrschst kannst du diese Übung variieren, indem du abwechselnd deine Beine hebst. Das angehobene Bein befindet sich dabei parallel zum Boden. Halte diese Position einige Atemzüge und achte auf eine optimale Körperspannung.

Auch diese Übung wiederholst du fünf Mal. Achte auf Pausen zwischen den Wiederholungen.

Bei dieser Übung trainierst du Bauch, Beine und Po.

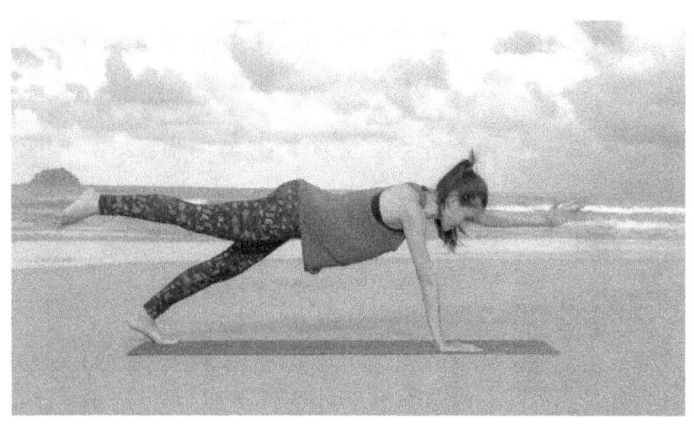

15. Dhanurasana - Bogen

Begebe dich in die Bauchposition. Du legst dich dafür in Bauchlage flach auf den Boden. Deine Füße sind hüftbreit voneinander entfernt. Atme in dieser Position einige Male ein und aus, bevor du mit der eigentlichen Übung startest.

Beuge beim nächsten Ausatmen deine Knie und und greife mit deinen Händen nach hinten, um deine Fußgelenke zu greifen. Halte deine Arme gestreckt und und ziehe deine Arme und Beine so zusammen, dass sich deine Beine und dein Brustkorb vom Boden abheben. Hilfreich ist es, wenn du deine Füße dafür nach oben ausstreckst. Achte darauf, dass deine Beinmuskeln angespannt sind und deine restlichen Muskeln entspannt.

Halte diese Stellung einige Atemzüge lang und komme dann beim Ausatmen in die Bauchposition zurück.

Wiederhole diese Übung fünf Mal.

Die Dhanurasana-Übung baut Stress ab und stärkt die Muskulatur deiner Beine, Arme, Rücken und Brust.

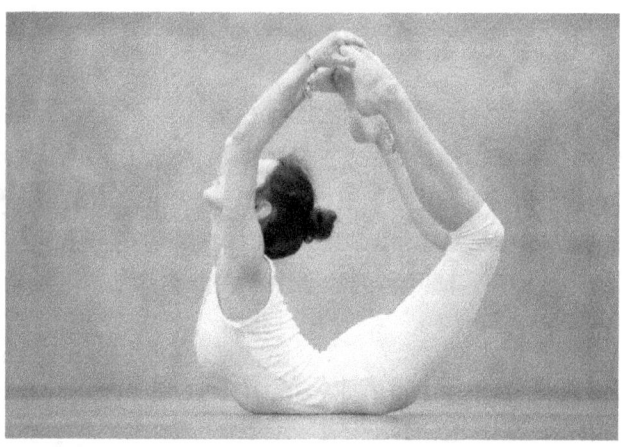

16. Bhujangasana - Kobra

Dies ist eine bekannte Übung! Viele Leute nennen sie auch "Die Kobra".

Begebe dich in Bauchlage. Strecke deine Arme und Beine und ziehe deinen Oberkörper beim nächsten Ausatmen mit der Kraft deiner Rücken- und Bauchmuskeln nach oben. Halte diese Position mit angehaltenem Atem einige Sekunden und komme beim nächsten Ausatmen wieder in die Bauchlage zurück.

Wiederhole diese Übung fünf Mal und achte auf ausreichend Pausen zwischen den Wiederholungen.

Diese Übung trainiert vorrangig deine Bauch- und Rückenmuskulatur, aber auch deine Konzentrationsfähigkeit!

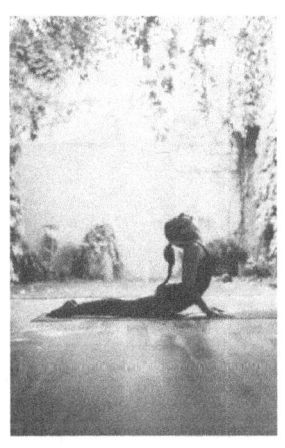

17. UtthitaParsvakonasana - Gestrecktr seitlicher Winkel

Stelle dich aufrecht hin mit etwas mehr als hüftbreit voneinander entfernten Füßen. Strecke beim Ausatmen deine linke Hand zu deinem linken Fuß, verdrehe deinen Körper dabei nicht und bleib gerade! Achte darauf, dass du deine Muskeln anspannst! Führe deine rechte Hand über deinen Kopf hinweg und strecke sie zur linken Körperseite aus. Halte diese Position einige Sekunden mit angehaltenem Atem und komme beim Einatmen wieder in die aufrechte Position.

Wiederhole diese Übung für jede Körperseite fünf Mal und gönne dir Pausen zwischen den Übungen.

Die UtthitaParsvakonasana-Übung dehnt deine Körperseiten und definiert deine Bauchmuskeln. Außerdem regt sie deine abdominalen Organe an.

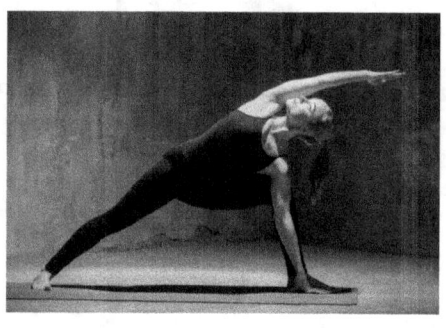

18. ViparitaShalabhasana - Superman

Begebe dich in Bauchlage auf den Boden, lege deine Füße flach auf den Boden und lege deine Arme neben deinen Oberkörper. Versuche beim Einatmen deine Beine vom Boden zu heben, indem du deine Muskeln im Bauch und Rücken anspannst und über deinen Rücken zu strecken. Halte diese Position einige Sekunden mit angehaltenem Atem und löse sie beim Ausatmen wieder, sodass du zurück in die Bauchlage kommst.

Diese Übung stärkt vor allem deine Bauch- und Rückenmuskulatur. Außerdem dehnst du deinen Körper optimal durch sie.

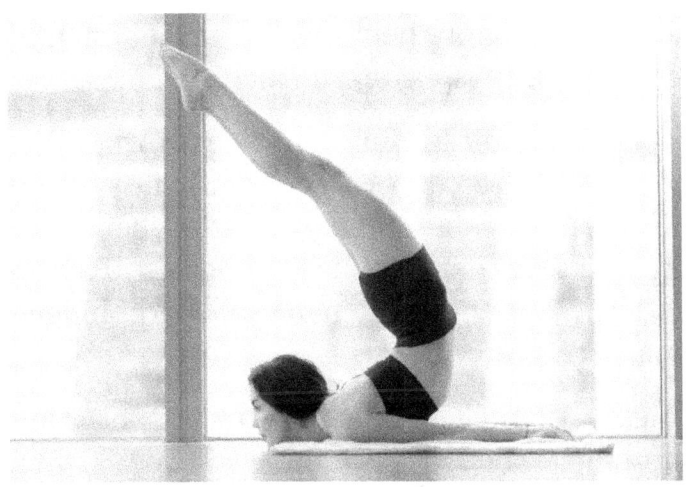

19. Trikonasana - Dreieck

Stelle dich aufrecht hin und positioniere deine Füße circa 90 cm voneinander entfernt. Hebe beim nächsten Einatmen deine Arme an, sodass sie sich in einer Parallele zum Boden befinden. Drehe nun deinen linken

Fuß nach außen und beuge deinen Oberkörper beim Ausatmen nach rechts, sodass deine rechte Hand deinen rechten Fuß berührt und deine Arme eine senkrechte Linie bilden. Beuge dein rechtes Knie ein wenig, falls dies notwendig ist. Richte deinen Blick nach oben zu deiner linken Hand. Halte diese Position für einige Sekunden ohne zu atmen und kehre beim nächsten Einatmen in deine Ausgangsposition zurück.

Wiederhole diese Übung für jede Körperseite jeweils fünf Mal. Achte darauf, dass deine Körpermitte angespannt ist bei der Ausführung der Übungen und du Pausen zwischen den einzelnen Wiederholungen machst.

Diese Übung mindert den Appetit und trainiert den gesamten Körper. Bei regelmäßigem Üben wirst du deinen Bauchspeck so schnell los!

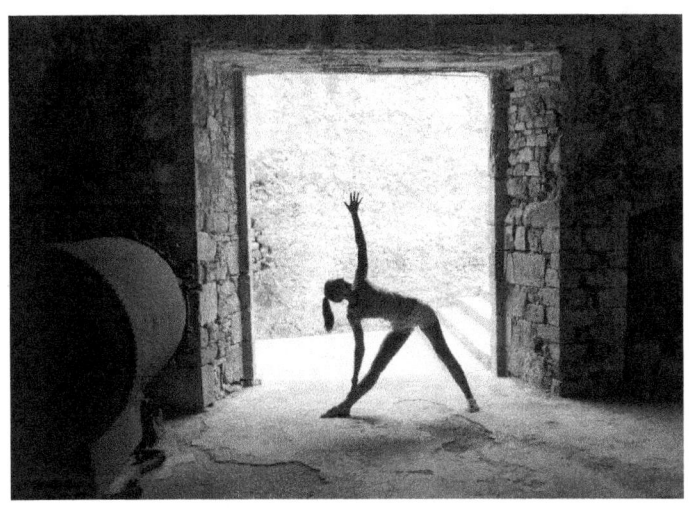

20. DhanurasanaVatiation - Bogen Variation

Begebe dich in Bauchlage auf den Boden. Versuche beim nächsten Ausatmen deine Beine und Arme so weit über deinem Rücken zusammen zu führen, dass du mit deinen Händen deine Füße greifen kannst. Verharre einige Sekunden mit angehaltenem Atem in dieser Position und komme beim Ausatmen wieder in die Bauchlage zurück.

Achte darauf dich aus der Kraft deiner Bauch- und Rückenmuskulatur nach oben zu ziehen!

Wiederhole diese Übung fünf Mal und gönne dir einige Sekunden Pause zwischen den Wiederholungen.

Diese Übung dehnt deinen Brustkorb optimal, während sie deine Bauch- und Rückenmuskulatur trainiert.

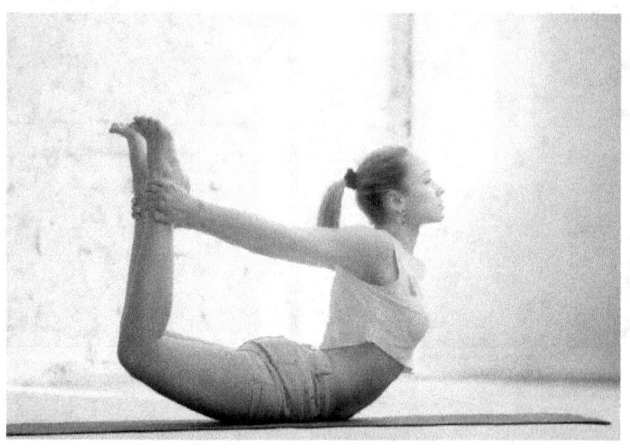

21. Vyaghrasana - Tiger

Begebe dich in den Vierfüßlerstand. Achte darauf, dass sich deine Hände unter deinen Schultern befinden und deine Knie unter deiner Hüfte. Strecke beim nächsten Einatmen dein rechtes Bein nach hinten aus, Beuge dein Knie und wölbe zur gleichen Zeit deinen Bauch, sodass sich dein Kopf und dein rechter Fuß über deinem Rücken nähern. Halte diese Stellung einige Sekunden bei angehaltenem Atem. Führe dein ausgestrecktes Bein beim nächsten Ausatmen nach hinten zurück und ziehe es unter deinen

Bauch zu deiner Brust, während du einen Buckel machst. Dein Blick sollte nach unten auf den Boden gerichtet sein, verharre auch in dieser Position einige Sekunden ohne zu atmen, bevor du beim Ausatmen dein Bein wieder nach oben führst.

Wiederhole diese Übung für jede Körperseite jeweils fünf Mal. Achte genau auf die korrekte Ausführungsweise und entspannende Pausen zwischen den einzelnen Wiederholungen.

Durch diese Übung wirst du überschüssiges Gewicht leicht los. Du dehnst durch sie deine Wirbelsäule und lockerst deine Rückenmuskulatur. Zudem verbessert sie deinen Kreislauf und deine Verdauung.

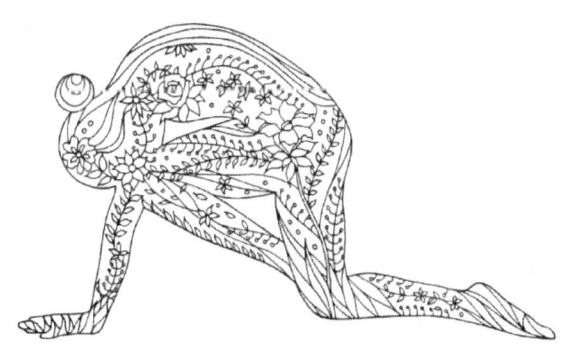

22. Vasishtasana - Seitstütz

Begebe dich in die Rückenlage und drehe dich auf deine linke Körperseite. Stütze deine linke Hand etwa in Höhe deiner Schulter auf den Boden und drücke dich vom Boden ab. Winkle deinen rechten Arm von deinem Körper ab und lege deine rechte Hand auf deine Hüfte. Dein linker Fuß liegt auf deinem rechten Fuß, sodass dein rechter Fuß und deine rechte Hand dein gesamtes Körpergewicht tragen. Achte darauf, dass deine Muskeln angespannt sind und dein Körper eine Linie bildet.

Atme entspannt und ruhig weiter, während du einige Sekunden in dieser Position verharrst. Führe diese Übung für jede Körperseite jeweils drei Mal durch. Denke daran, zwischen den Übungen eine kleine Pause zu machen.

Durch diese Übung trainierst du besonders deine schräge Bauchmuskulatur und baust somit überschüssiges Fett an dieser Stelle ab. Zusätzlich definiert diese Übung auch deine Rücken-, Arm- und Beinmuskeln.

23. Vasishtasana auf dem Unterarm - Seitstütz auf dem Unterarm

Begebe dich wieder in die seitliche Position, aber diesmal stützt du dich nicht auf deiner Handfläche ab, sondern auf deinem Unterarm. So ist die Übung weniger anstrengend und auch für Anfänger geeignet.

Halte auch diesesmal die Position für einige Sekunden, während du normal weiter atmest. Wiederhole auch diese Übung drei Mal, achte auf deine Körperspannung und auf die Pausen zwischen den Übungen.

Diese Übung trainierst vor allem deinen Rücken.

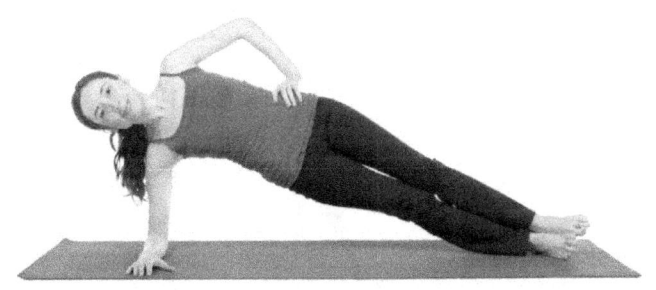

24. Vasishtasana mit erhobenem Arm - Seitstütz mit erhobenem Arm

Begebe dich wieder in die seitliche Position der Vasishtasana-Übung. Anstatt deinen rechten Arm anzuwinkeln und deine rechte Hand auf deine Hüfte zu legen, strecke deinen rechten Arm grade nach oben Richtung Decke aus. Dies intensiviert den Trainingseffekt.

Achte auf eine grade Körperhaltung und bleibe einige Atemzüge in dieser Position. Wiederhole dies für jede Körperseite je drei Mal und gönne dir Pausen zwischen den Übungen.

Auch diese Übung trainiert vorrangig deinen Bauch und Rücken.

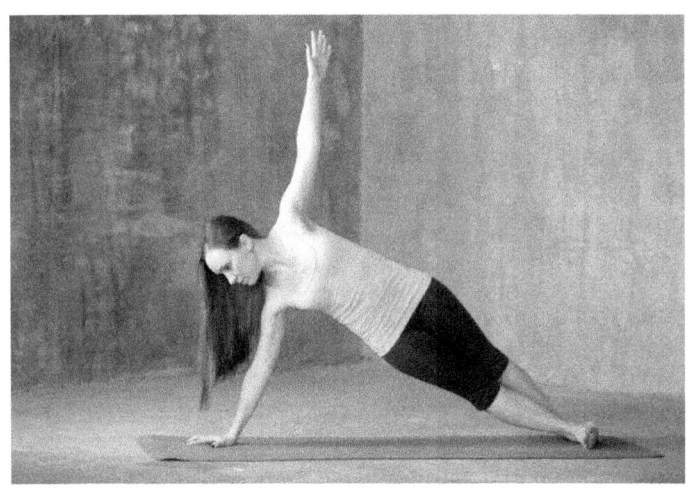

25. Vasishtasana mit verbundener Hand und Fuß - Seitstütz mit verbundener Hand und Fuß

Begebe dich auch diesmal in die seitliche Position der Vasishtasana-Übung und versuche mit deiner freien Hand nach deinem freien Fuß zu greifen. Dies erfordert extrem viel Koordinationsfähigkeit und einiges an Übung. Diese Variation ist also für Fortgeschrittene geeignet.

Auch hier ist es wieder wichtig, dass du auf deine Körperhaltung Acht gibst während du die Position für einige Atemzüge hältst. Wiederhole auch diese Variation für jede

Körperseite drei Mal und erlaube dir Pausen zwischen den Übungen.

Hier trainierst du deinen Bauch und Rücken optimal.

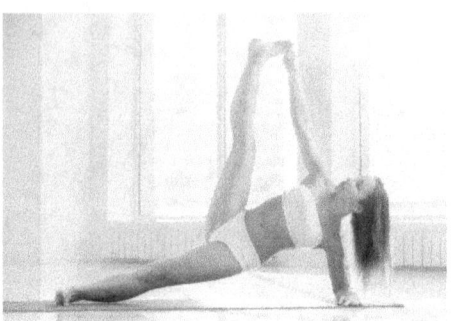

Yoga Übungen für einen starken Rücken

Nun lernst du einige tolle Übungen kennen, um die Gesundheit deines Rückens zu verbessern. Ein starker Rücken ist für die Gesamthaltung und Gesamtgesundheit deines Körpers ausschlaggebend. Eine gute Körperhaltung hat auch einen positiven Einfluss auf dein Körperempfinden, deine Wahrnehmung über deinen Körper und deine Ausstrahlung.

2. Paschimottasana - Sitzende Vorwärtsbeuge

Setzte dich auf den Boden,halte deinen Rücken gerade und strecke deine Beine nach vorne aus. Halte deine Beine dabei geschlossen. Du solltest nun in einem 90-Grad-Winkel sitzen. Beuge dich beim nächsten Ausatmen so nach vorne, dass du deinen Oberkörper auf deinen Beinen ablegen kannst und deine Hände deine Füße umfassen können. Entspanne dich und atme tief aus. Du solltest nun eine entspannende und nicht anstrengende Dehnung im Rücken verspüren. Komme beim Einatmen wieder in deine Ausgangsposition.

Wiederhole diese Übung fünf Mal und achte stets darauf einige Sekunden Pause zwischen den Übungen zu machen.

Die Paschimottasana-Übung dehnt deine komplette Wirbelsäule und die Rückseite deiner Oberschenkel. Sie lässt deine Hüften locker werden und stärkt deine Schultern.

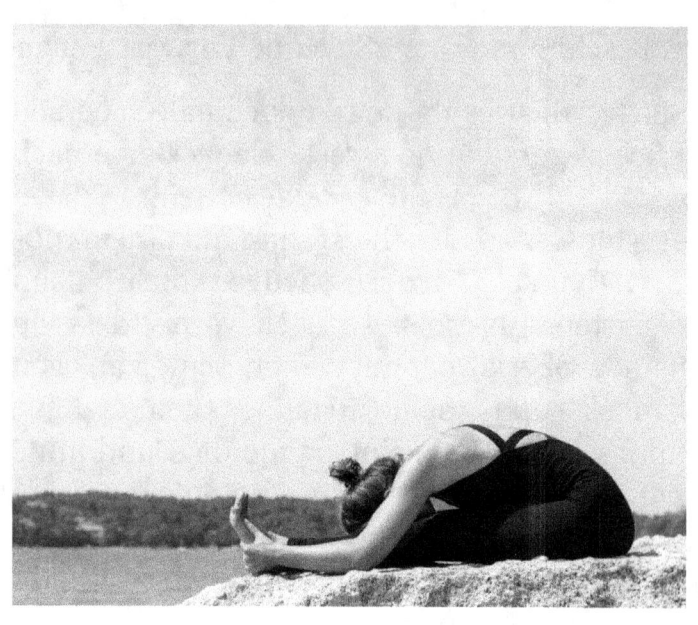

3. Shalabhasana - Heuschrecke

Lege dich in Bauchlage auf den Boden. Stütze dein Kinn auf dem Boden ab und positioniere deine Hände mit den Handflächen in Richtung des Bodens unter deinen Oberschenkeln. Hebe nun beim nächsten Ausatmen beide Beine an und und beide Arme bleibe einige Sekunden in dieser Position bis du beim nächsten Einatmen wieder in deine Ausgangsposition zurück kehrst.

Wiederhole diese Übung fünf Mal und denke daran, zwischen den Wiederholungen kleinen Pausen zu machen.

Diese Übung stärkt deinen Rücken und deine Wirbelsäule optimal.

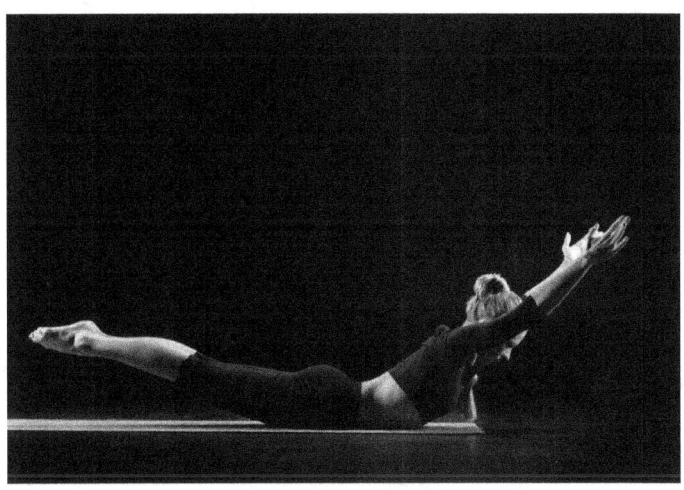

4. Marjari Asan - Katzea

Begebe dich in den Vierfüßlerstand. Wölbe beim nächsten Ausatmen deinen Rücken, indem du deinen Bauch Richtung Decke ziehst. Verharre einige Sekunden in dieser Position und wölbe beim Einatmen deinen Rücken in die andere Richtung, also in Richtung des Bodens. Achte darauf, dass du sehr tief einatmest. Halte diese Position wieder einige Sekunden, bevor du die Übung von vorne beginnst.

Wiederhole diese Übung fünf Mal. Beachte auch, dass dein Körper Pausen zwischen den einzelnen Übungen benötigt.

Diese Übung wirkt sich positiv auf die Flexibilität deiner Wirbelsäule aus und auf deine Verdauung.

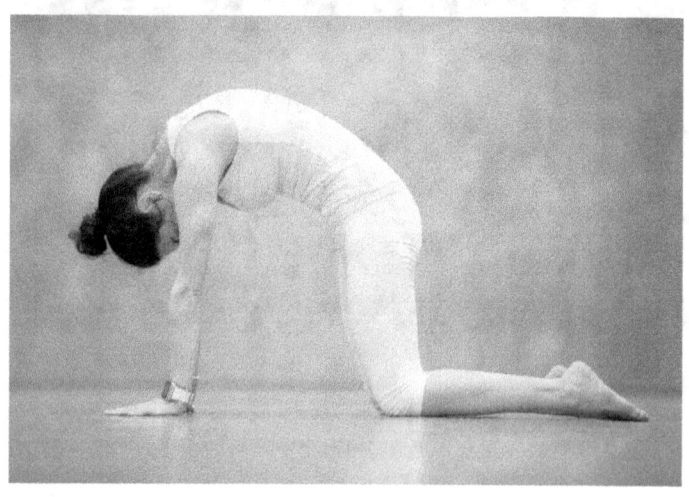

5. TiryakaBitilasana - Kuh

Lege dich in Bauchlage auf den Boden. Positioniere deine Hände mit auf dem Boden liegenden Handflächen neben deinen Schultern. Ziehe beim Ausatmen deinen

Oberkörper aus der Kraft deiner Bauch- und Rückenmuskeln nach oben. Halte deinen Kopf senkrecht und schaue über deine rechte Schulter zu deinem linken Fuß. Achte darauf, dass dein Rücken bei dieser Übung entspannt bleibt. Halte diese Position für einige Sekunden und komme beim Einatmen wieder in deine Ausgangsposition zurück.

Wiederhole diese Übung für jede Körperseite fünf Mal. Achte darauf, zwischen den Wiederholungen Pausen zu machen.

Durch diese Übung trainierst du die Beweglichkeit deiner Wirbelsäule und regst dein Verdauungssystem an.

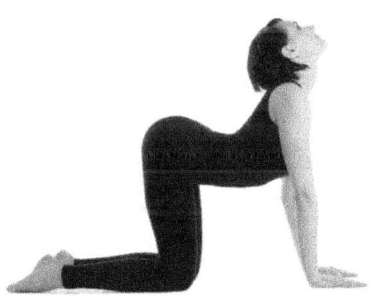

6. JanuShirshasana - Kopf-Knie-Haltung

Setze dich mit nach vorne ausgestreckten Beinen auf den Boden. Beuge nun beim nächsten Ausatmen dein linkes Bein und positioniere die Fußsohle deines linken Fußes an der Innenseite deines rechten Oberschenkels. Beuge dich nun mit deinem Oberkörper so nach vorne, dass du ihn auf deinem rechten Bein ablegen kannst und mit deinen Händen deinen rechten Fuß umfassen kannst. Versuche mit Hilfe der Kraft deiner Arme deinen Kopf bis zu deinem Knie zu bewegen, während dein Rücken entspannt bleibt. Halte diese Position einige Sekunden ohne zu atmen und komme dann beim Einatmen wieder in deine Ausgangsposition zurück.

Wiederhole die Übung für jede Körperseite fünf Mal und gönne dir Pausen!.

JanuShirshasana dehnt deine Wirbelsäule und deine seitliche Rückenmuskulatur.

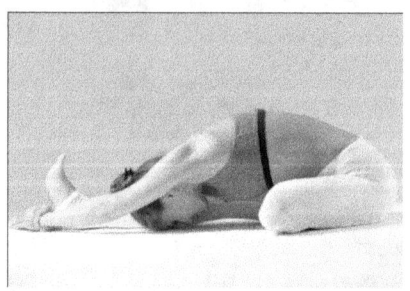

7. UtthanPristhasana - Eidechse

Begebe dich in Bauchlage und positioniere deine überkreuzten Arme unter deiner Brust, sodass du dich auf deinen Ellenbogen und

Unterarmen auf dem Boden abstützen kannst. Deine Beine sind leicht angewinkelt, sodass dein Oberkörper vom Boden abgehoben ist. Richte deinen Blick nach vorne. Strecke nun beim nächsten Ausatmen deinen Po nach hinten aus, senke deine Brust zum Boden, sodass du mit deiner Brust den Boden berührst und dein Kopf vor deinen Armen auf dem Boden liegt. Halte diese Position einige Sekunden mit angehaltenem Atem und komme beim Einatmen wieder in deine Ausgangsposition.

Achte auch bei dieser Übung darauf, dass deine Rumpfmuskulatur angespannt ist und du Pausen zwischen den fünf Wiederholungen einlegst.

Diese Atmung stärkt deine Bauatmung und somit dein Zwerchfell. Außerdem dehnst du durch sie deinen Rücken und deine Schultern.

8. UtthitaJanuShirshasana - Stehende Kopf-Knie-Haltung

Stelle dich aufrecht mit hüftbreit auseinander stehenden Füßen hin. Strecke nun deine

Arme aus, sodass sie parallel zum Boden und in einem 90-Grad-Winkel zu deinem Körper sind. Beuge deinen Oberkörper beim Ausatmen so weit nach vorne und unten, dass du ihn an deine Beine anlehnen kannst und deine Arme deine Beine umschließen können. Halte deinen Atem an und verweile einige Sekunden in dieser Position. Komme beim Einatmen wieder in deine Ausgangsposition.

Wiederhole diese Übung fünf Mal.

Diese Übung dehnt deine Rückenpartie und deine Oberschenkel optimal.

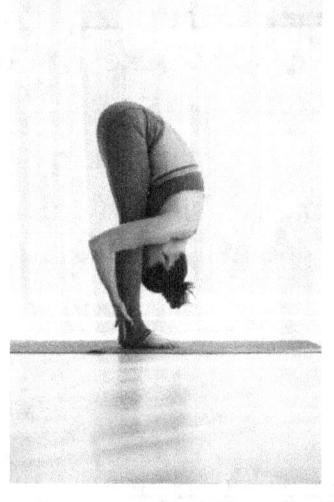

9. UtthitaJanuShirshasana intensiv - Intensive Stehende Kopf-Knie-Haltung

Stelle dich wie bei der vorherigen UtthitaJanuShirshasana-Übung aufrecht mit hüftbreiten Beinen hin und beuge deinen Oberkörper beim Ausatmen nach unten zu deinen Beinen. Wenn du dich damit schon sicher fühlst, lege nun deine Hände in deinen Nacken. Dies intensiviert den Effekt der Übung, erfordert aber schon einiges an vorherigem Training und Gleichgewichtssinn. Komme nun beim Einatmen wieder in deine Ausgangsposition.

Wiederhole auch diese Übung fünf Mal.

Diese Übung dehnt deine Rückenpartie, deine Schultern und deine Oberschenkel.

10. Skandharasana - Schulterpose

Begebe dich in Rückenlage auf den Boden. Stelle deine Füße auf, sodass deine Fersen deinen Po berühren. Greife nun mit deinen Händen nach deinen Fesseln. Wölbe deinen Bauch beim nächsten Ausatmen Richtung Decke, sodass sich deine Oberschenkel parallel zum Boden befinden. Deine Füße und deine Schultern berühren den Boden.

Mache diese Übung fünf Mal und achte auf Pausen zwischen den Übungen.

Diese Übung trainiert deinen Rücken.

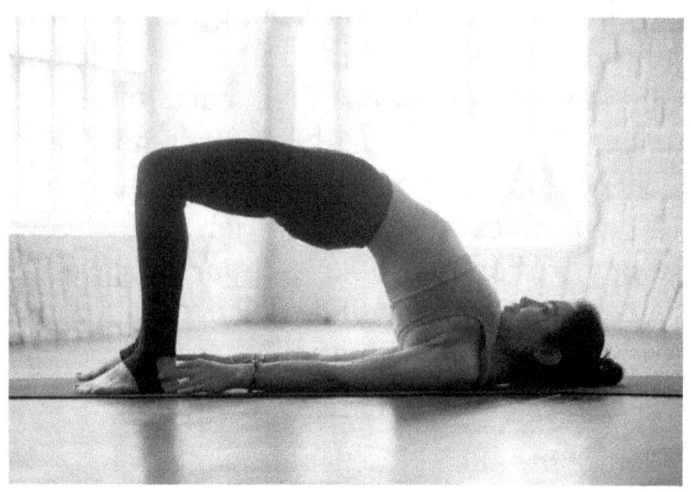

11. ArdhaMatsyendrasana - Halber Drehsitz

Setze dich im Schneidersitz auf den Boden. Lege deine linke Hand auf dein rechtes Knie und drehe beim nächsten Ausatmen deinen Oberkörper nach rechts, positioniere dabei deine rechte Hand rechts neben dir auf dem Boden. Verbleibe einige Sekunden ohne zu atmen in dieser Position und komme beim Einatmen wieder in deine Ausgangsposition zurück.

Wiederhole diese Übung für jede Körperseite fünf Mal, mache kurze Pausen zwischen den Wiederholungen.

Diese Übung dehnt deinen Rumpf.

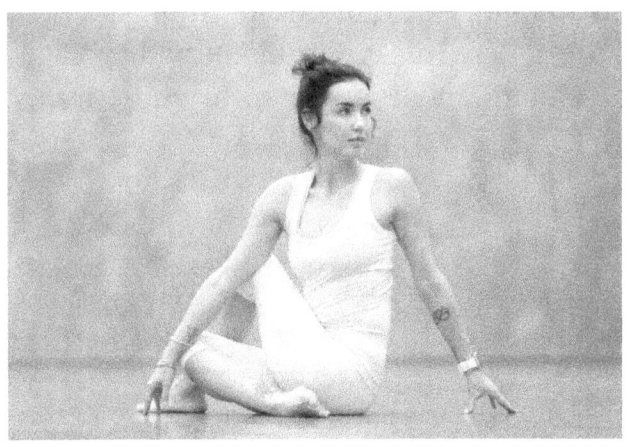

12. ArdhaShalabhasana - Halbe Heuschrecke

Begebe dich in Bauchlage auf den Boden und lege dein Kinn auf dem Boden ab. Positioniere deine Hände mit den Handflächen in Richtung des Bodens unter deinen Oberschenkeln. Erhebe nun beim nächsten Ausatmen ein Bein so weit wie möglich. Halte diese Stellung einige Sekunden mit angehaltenem Atem und führe dein Bein beim nächsten Einatmen wieder auf den Boden zurück.

Wiederhole diese Übung für jede Körperseite fünf Mal mit Pausen.

ArdhaShalabhasana stärkt deinen Rücken und deinen Nacken. Diese Übung kann dir dabei helfen Rückenproblemen vorzubeugen und einen Bandscheibenvorfall zu lindern.

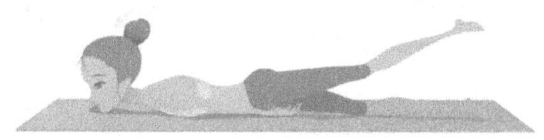

ARDHA SHALABHASANA - 1

13. ArdhaShalabhasana mit beiden Beinen - Halbe Heuschrecke mit beiden Beinen

Verfahre exakt wie bei der vorherigen Übung, strecke jedoch zur Intensivierung deines Training beide Beine beim Ausatmen nach oben.

Wiederhole diese Übung für jede Körperseite fünf Mal mit Pausen.

Eine tolle Übung für deinen Rücken.

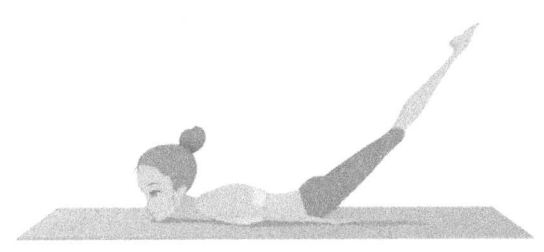

ARDHA SHALABHASANA - 3

14. ArdhaShalabhasana mit den Armen - Halbe Heuschrecke mit den Armen

Verfahre genau wie bei der ArdhaShalabhasana Übung, strecke jedoch beim Ausatmen nicht deine Beine nach oben, sondern ziehe deine Arme nach hinten in die Richtung deiner Füße.

Wiederhole diese Übung für jede Körperseite fünf Mal.

Eine tolle Übung für deinen Rücken.

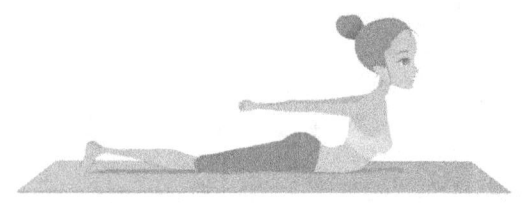

ARDHA SHALABHASANA - 2

15. Halasana - Pflug

Lege dich in Rückenlage auf den Boden und hebe beim nächsten Ausatmen deine Beine und deinen unteren Rücken so an, eventuell durch deine Hände gestützt, dass du deine Beine über deinen Kopf führen kannst und deine Fußspitzen hinter deinem Kopf auf dem Boden aufstellen kannst. Verbleibe einige Sekunden in dieser Position und komme dann beim Ausatmen langsam wieder zurück in die Ausgangsposition.

Wiederhole diese Übung fünf Mal und achte auf kleine Pausen zwischen den Wiederholungen.

Diese Übung dehnt und entspannt deinen Rückenbereich.

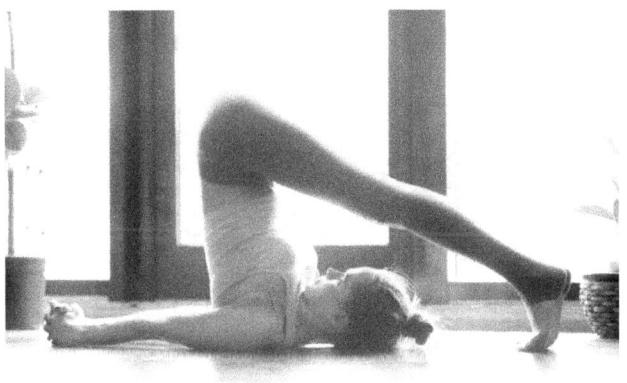

16. DvipadPitham - Perlenkette

Lege dich in Rückenlage auf den Boden und strecke deine Arme nach hinten aus. Stelle beim nächsten ausatmen deine Beine auf, sodass sich dein Rücken und dein Po hebt.

Achte auf einen angespannten Bauch und Rücken. Verbleibe einige Sekunden in dieser Position und komme beim Ausatmen wieder zurück in die Rückenlage.

Wiederhole diese Übung fünf Mal, mache Pausen zwischen den Übungen.

Diese Übung trainiert deinen Rücken.

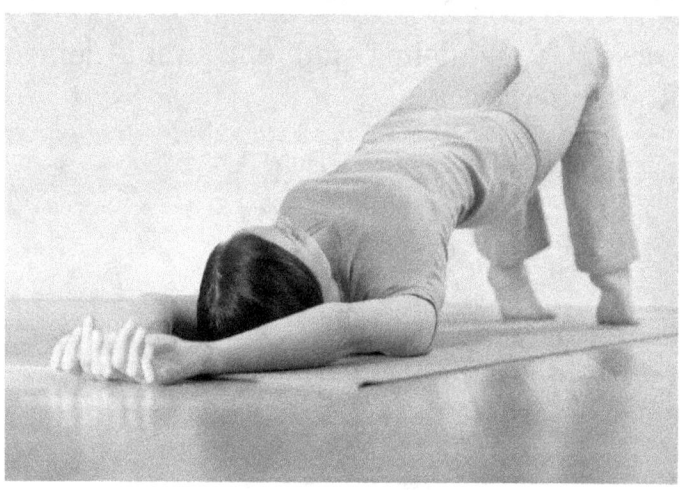

17. Utkatasana - Stuhl

Stelle dich aufrecht hin, deine Füße dicht zusammen. Senke deinen Po beim Ausatmen nach hinten, wie zum Hinsetzen und strecke deine Arme mit aneinander liegenden Handflächen nach schräg vorne, sodass sie eine Verlängerung deines Rückens bilden.

Kommen nach einigen Sekunden beim Einatmen wieder in die stehende Ausgangsposition.

Wiederhole diese Übung fünf Mal und achte darauf, dass du zwischen den Wiederholungen Pausen machst.

Diese Übung stärkt deinen Rücken, deine Beine und deinen Gleichgewichtssinn.

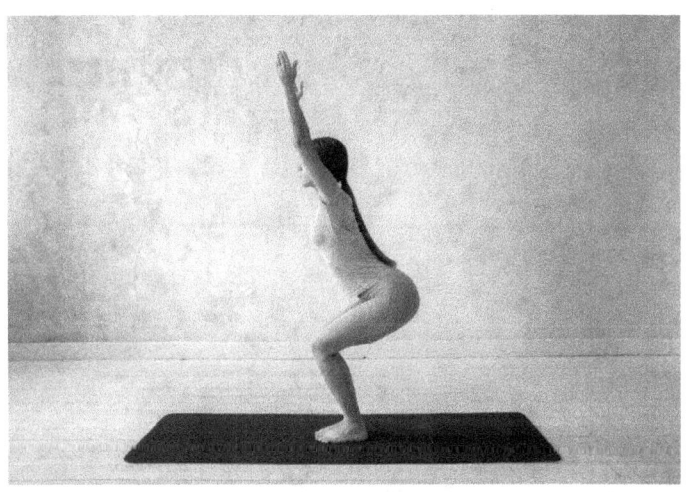

18. Natrajasana - Tänzer

Lege dich auf eine bequeme Unterlage in Rückenlage auf den Boden und strecke deinen linken Arm von deinem Körper weg. Führe dein linkes Knie beim Ausatmen über dein rechtes Bein und lege es auf dem Boden ab. Stütze dein Knie, wenn nötig, mit deiner rechten Hand. Verbleibe einige Sekunden ohne zu atmen in dieser Position und kehre beim Einatmen in deine Ausgangsposition zurück.

Wiederhole diese Übung für jede Körperseite fünf Mal. Mache Pausen zwischen den Wiederholungen.

Diese Übung dehnt deinen Rücken.

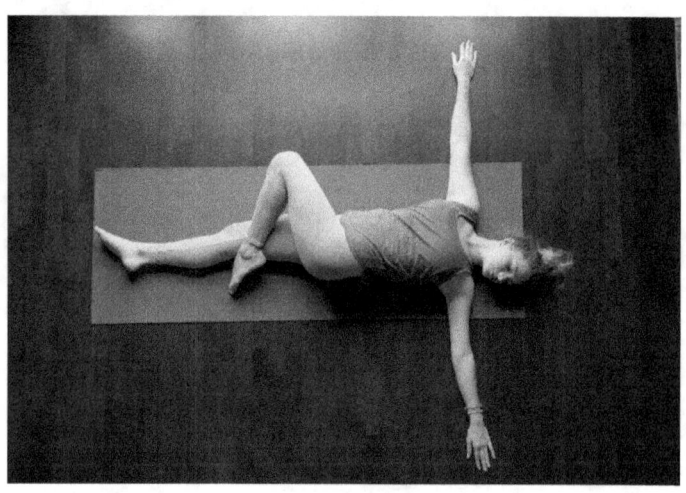

19. Virabhadrasana - Krieger

Stelle dich aufrecht hin mit etwa 90 cm voneinander entfernten Beinen. Führe deine Arme nach oben und lege deine Handflächen aneinander. Drehe deinen Oberkörper beim

Ausatmen nach rechts, beuge dein rechtes Knie und richte deinen rechten Fuß nach rechts aus. Verharre in dieser Position und komme beim Einatmen wieder zurück in deine Ausgangsposition.

Wiederhole diese Übung für jede Körperseite fünf Mal und lege kleine Pausen zwischen deinen Übungen ein.

Diese Übung definiert vor allem deine Körpermitte.

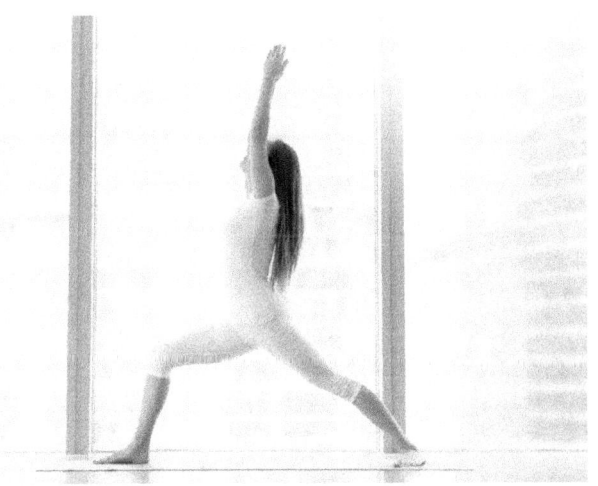

20. Virabhadrasana erweitert - Erweiterter Krieger

Verfahre wie bei der zuvor beschriebenen Übung mit dem Unterschied, dass du deine Arme nicht nach oben ausstreckst, sondern seitlich von deinem Körper weg mit den Handflächen zum Boden zeigend.

Wiederhole diese Übung für jede Körperseite fünf Mal und lege kleine Pausen zwischen deinen Übungen ein.

Diese Übung definiert vor allem deine Körpermitte.

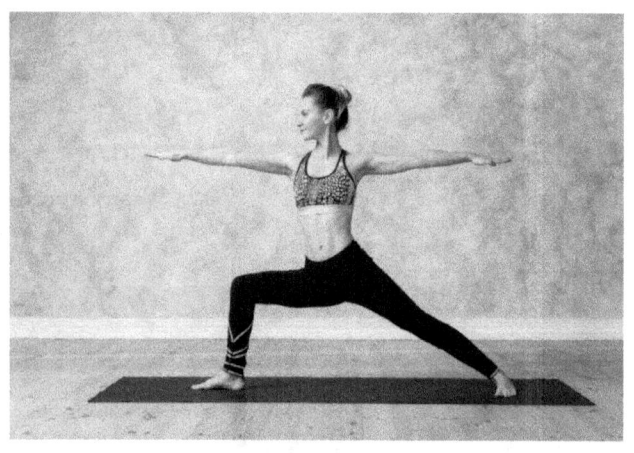

21. Virabhadrasana für Profis - Krieger für Profis

Stelle dich aufrecht hin und strecke deine Arme nach oben aus. Lasse nun beim Ausatmen deinen Oberkörper nach rechts absinken und dein linkes Bein nach oben kommen, sodass dein Oberkörper mit deinem linken Bein eine Parallele zum Boden bildet und in einer Linie steht. Verharre einige Sekunden in dieser Position und komme beim Ausatmen wieder in deine Ausgangsposition zurück.

Wiederhole diese Übung für jede Körperseite fünf Mal und achte auf kleine Pausen zwischen den Übungen.

Diese Übungen stärkt deinen Rücken optimal.

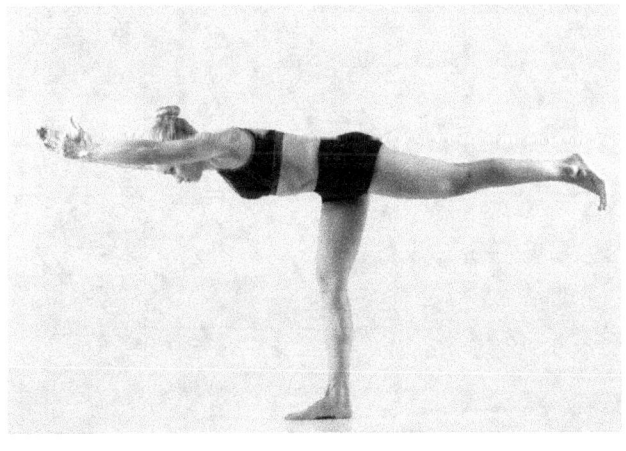

22. Sarpasana - Schlange

Begebe dich in Bauchlage auf den Boden. Halte die Hände mit den Handflächen zum Boden neben deinen Schultern. Drücke deinen Oberkörper beim Ausatmen hoch und beuge deinen Kopf nach hinten, währen du deine Beine beugst und in Richtung deines Kopfes führst. Komme nach einigen Sekunden beim Einatmen wieder auf den Boden zurück.

Wiederhole diese Übung fünf Mal und achte auf kurze Pausen zwischen den Übungen.

Diese Übung öffnet und dehnt deinen Brustkorb und Rücken.

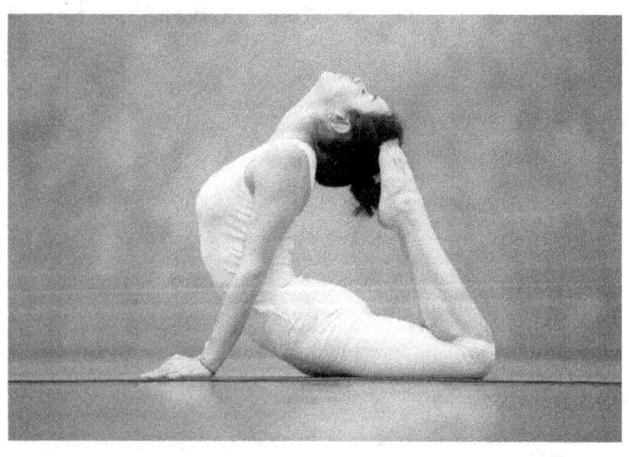

23. Namaskarasana auf dem Rücken - Gebetshaltung auf dem Rücken

Stelle dich aufrecht hin^und führe deine Hände auf deinen Rücken. Halte die Handflächen aneinander für die Gebetshaltung. Verharre in dieser Position und folge dem Verlauf deines Atems.

Diese Übung dehnt und entspannt.

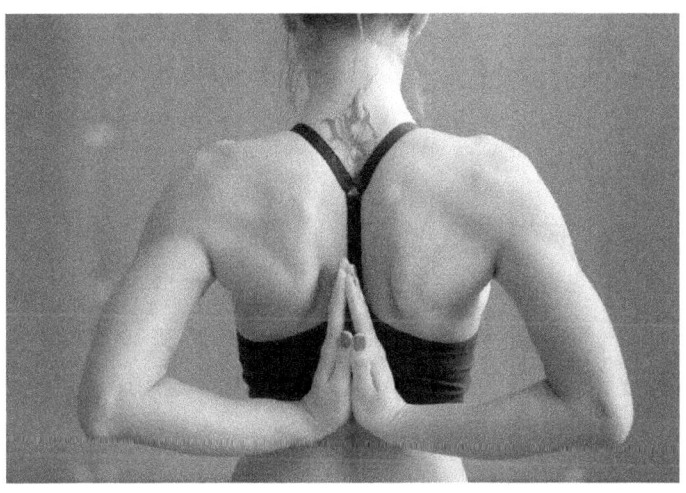

24. Ananda Balasana - Kind

Begebe dich in Rückenlage auf den Boden. Greife beim nächsten Ausatmen mit deinen Händen nach deinen Füßen, indem du deine gebeugten Beine nach oben streckst und sich deine Füße und Hände über deinem Bauch treffen. Komme nach einigen Sekunden beim Einatmen wieder in die Ausgangsposition zurück.

Wiederhole diese Übung fünf Mal.

Diese Übung entspannt und dehnt deinen Rücken.

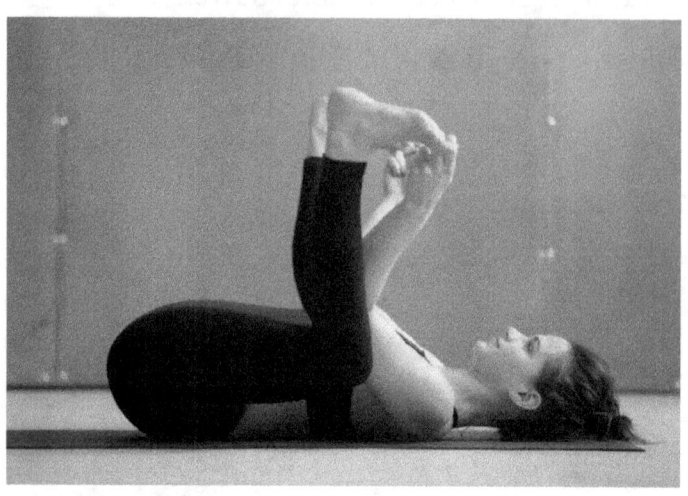

25. Karnapidasana - Knie-Ohr-Haltung

Lege dich flach auf den Boden und lege deine Arme neben deinem Körper ab mit den Handflächen zum Boden. Hebe beim nächsten Ausatmen deine Beine und deinen unteren Rückenbereich und nähere dich mit deinen Knien deinen Ohren. Du kannst mit deinen Armen deinen Rücken stützen.

Idealerweise kannst du deine Knie neben deinen Ohren auf dem Boden ablegen. Halte diese Position einige Sekunden und komme beim Einatmen wieder in deine Ausgangsposition.

Wiederhole diese Übung fünf Mal und gönne dir Pausen zwischen den Wiederholungen.

Diese Übung dehnt deinen Rücken!.

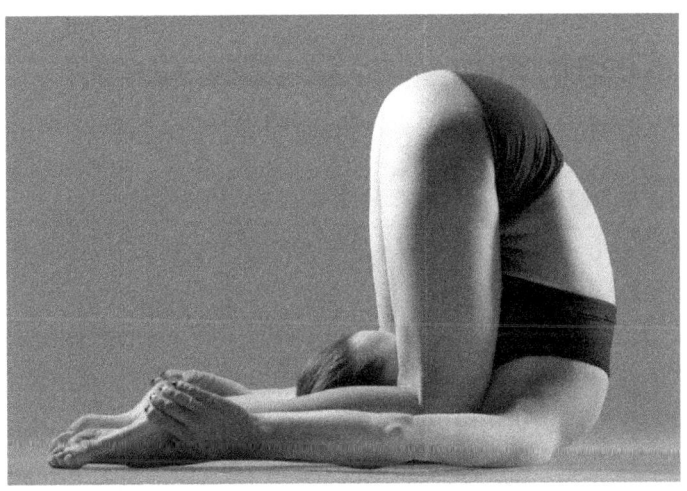

26. Kasyapasana - Kasyapa-Pose

Begebe dich in Rückenlage auf den Boden, rolle dich auf deine rechte Körperseite und stemme dich beim Ausatmen mit deinem rechten Arm hoch, sodass nur noch deine rechte Hand und dein rechter Fuß den Boden berühren. Stelle deine linke Fußfläche auf die Innenseite deines rechten Oberschenkels.

Positioniere deine linke Hand an deiner Hüfte. Komme nach einigen Sekunden beim Einatmen wieder in deine Ausgangsposition zurück.

Wiederhole diese Übung für jede Körperseite fünf Mal, achte auf Pausen zwischen den Übungen.

Diese Übung trainiert dein Gleichgewicht und deinen Rücken.

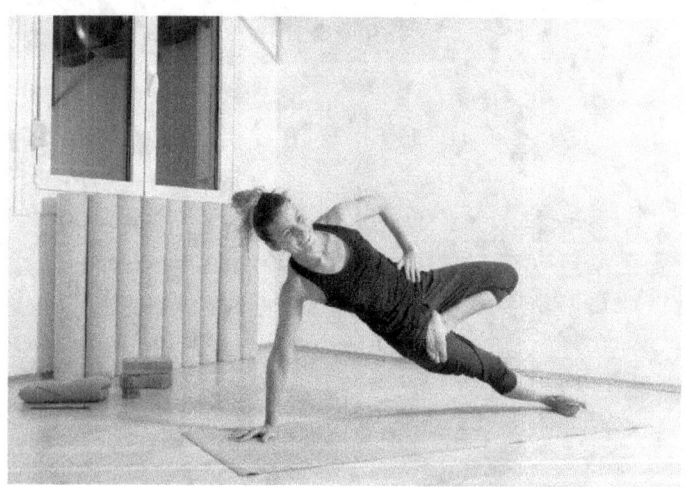

Übungen zum Entspannen

In diesem Kapitel lernst du all die wunderbaren Yoga-Übungen kennen, die dir helfen dich in deinem stressigen Alltag zu entspannen. Da Stress ein Auslöser für Krankheiten aller Art sein kann und auch seelisch belastend wirkt, kannst du durch diese Übungen deine Gesundheit ganzheitlich positiv beeinflussen.

Diese Übungen eignen sich auch für die Meditation. Wenn sich eine Position besonders angenehm anfühlt, kannst du sie gut als Meditationspose verwenden.

1. Advasana - Umgekehrte Totenstellung

Bcgcbc dich in Bauchlage auf den Boden, strecke deine Arme nach vorne aus und drehe deine Handflächen zum Boden. Deine Stirn berührt den Boden. Atme ganz natürlich und entspanne jeden Muskel deines Körpers bewusst. Möglicherweise hilft es dir, wenn du dich auf das Kommen und Gehen deines Atems konzentrierst.

Diese Übung ist vor allem bei einem steifen Nacken oder nach einem Bandscheibenvorfall entspannend und wirkt regenerierend..

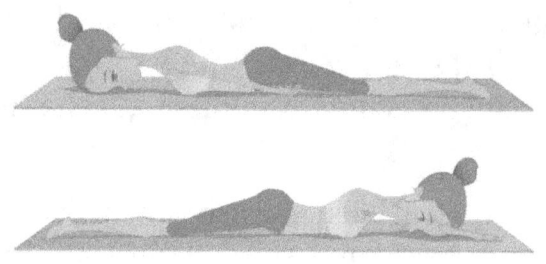

ADVASANA

2. Dandasana - Stabhaltung

Setze dich mit geradem Rücken auf den Boden und strecke deine Beine nach vorne aus. Halte deine Beine geschlossen. Positioniere deine Hände so, dass deine Handflächen auf dem Boden aufliegen und sich direkt neben deinem Körper befinden.

Falls diese Position dir Schmerzen in deinen Oberschenkeln bereiten sollte, lehne dich für diese Übung mit deinem Rücken gegen eine Wand.

Verharre einige Minuten in dieser Haltung und achte auf deinen Atem.

Diese Übung unterstützt deine Rückenmuskulatur und verbessert deine Haltung.

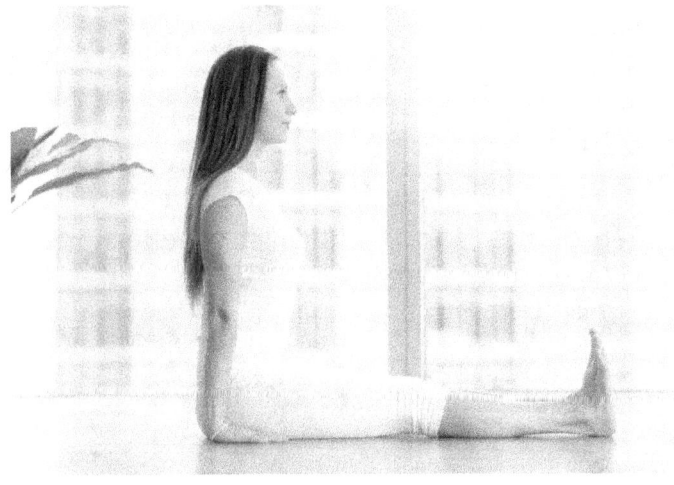

3. Shavasana - Totenstellung

Lege dich auf den Rücken und öffne deine Beine leicht, deine Arme liegen in einem kleinen Abstand zu deinem Körper ruhig auf dem Boden. Schließe nun deine Augen und entspanne dich bewusst. Es kann helfen, sich durch die Konzentration auf den eigenen Atem leichter zu entspannen.

Diese Übung kannst du gut abschließend an dein Yoga-Training machen, da sie einen meditativen Charakter hat. Du kannst sie aber auch durchführen, wann immer du Ruhe benötigst oder dich zurück ziehen möchtest.

Durch die Entspannung können sich die Zellen deines Körpers leichter erneuern, dein Blutdruck senkt sich und sie fördert deine Konzentration..

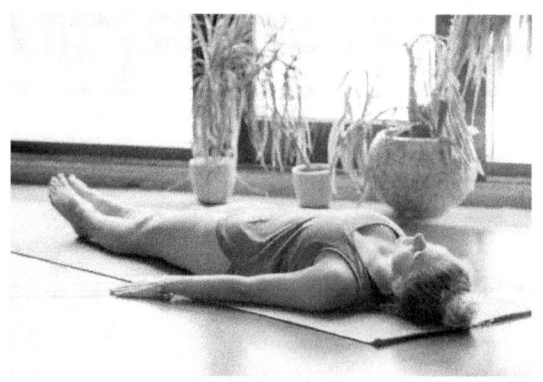

4. SalambaBhujangasana - Sphinx

Begebe dich für diese Übung erneut in die Bauchlage und strecke deinen Zehen weit nach unten aus. Deine Unterarme und Hände berühren den Boden. Hebe deinen Brustkorb, deine Schultern und deinen Kopf beim nächsten Einatmen hoch, indem du dich mit der Kraft deiner Arme vom Boden abdrückst. Achte darauf, dass dein Bauchnabel noch den Boden berührt. Dein Blick sollte nach vorne gerichtet sein. Halte diese Übung einige Sekunden und lasse dich dann beim Ausatmen wieder auf den Boden sinken.

Durch die Dehnung im Bauch wird deine Verdauung angeregt. Sie löst stressbedingte Spannungen und verbessert deine Durchblutung. Diese Übung öffnet deinen Brustkorb und stärkt deine Wirbelsäule.

5. Sukhasana - Bequemer Sitz

Diese Haltung ist eine beliebte Meditationshaltung. Setze dich im Schneidersitz auf den Boden und halte deinen Rücken gerade. Lege deine Hände mit den Handflächen auf deine Knie und forme mit deinem Daumen und deinem Zeigefinger einen Kreis, indem du sich deine Fingerspitzen berühren lässt. Diese Fingerhaltung wird Mudra genannt. Ob du deine Augen offen oder geschlossen hältst, entscheidest du je nach dem, wie du dich besser entspannen kannst.

Diese Übung entspannt.

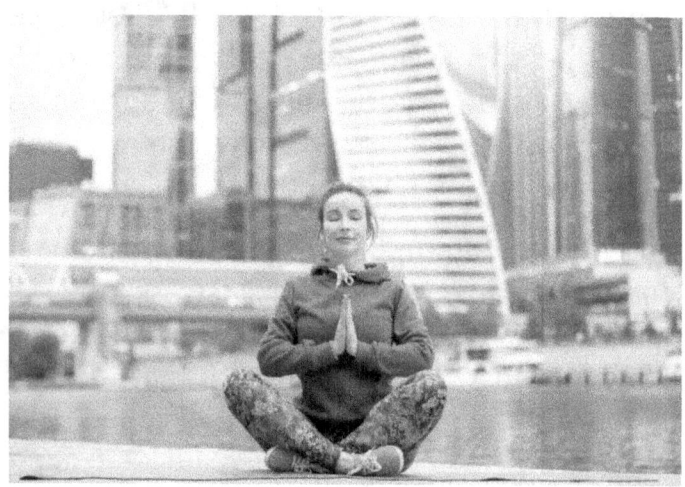

6. Makarasana - Krokodil

Begebe dich in Bauchlage. Richte deinen Oberkörper auf, indem du deinen Kopf auf deine Hände stützt und deine Ellbogen auf dem Boden positionierst.

Auch diese Übung hilft dir dich ruhiger zu fühlen und Stress abzubauen. Du kannst durch die Makarasana-Übung deine Bauchatmung vertiefen und sie ist ideal bei Rückenleiden.

Achte bei dieser Übung darauf, ob sie bei dir Schmerzen im Rückenbereich verursacht. Falls dies der Fall ist, solltest du diese Übung meiden.

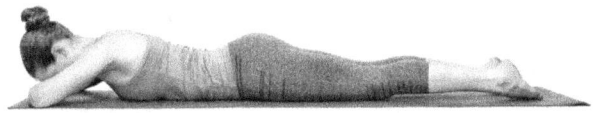

7. Gomukhasana - Kuhgesicht

Setze dich mit ausgestreckten Beinen auf den Boden. Halte deinen Rücken grade und lege deine Hände auf deine Oberschenkel. Schiebe deinen rechten Fuß unter deinem linken Knie durch und positioniere ihn neben deiner linken Hüfte. Dein rechter Fuß sollte neben deiner linken Hüftseite liegen.

Führe beim nächsten Einatmen deinen rechten Arm über deinen Kopf und lege ihn auf deinen Rücken. Deine Handfläche zeigt nach innen zu deinem Körper. Atme aus und versuche deine Hand noch etwas weiter an deinem Rücken hinunter wandern zu lassen.

Beim nächsten Einatmen führst du deinen linken Arm von unten her auf deinen Rücken, sodass sich deine Hände an deinem Rücken berühren.

Verharre bis zu zwei Minuten in dieser Position und spüre die Dehnung deines Körpers. Komme dann in deine Ausgangsposition zurück und wiederhole die Übung mit der anderen Körperseite.

Diese Übung hat einen unglaublich positiven Effekt auf deine Psyche, sie reduziert Stress und Unruhe. Sie kann dir auch einen Energieschub geben, wenn du dich müde und abgeschlagen fühlst.

Durch die Dehnung deines gesamten Körpers verbesserst du deine Körperhaltung nachhaltig.

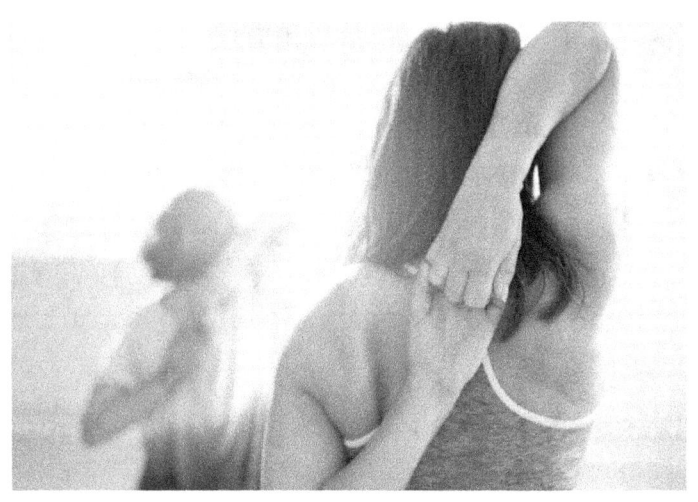

8. Garudasana - Sitzender Adler

Setze dich aufrecht hin und verfahre wie bei der vorherigen Übung: Halte deinen Rücken grade und lege deine Hände auf deine Oberschenkel. Schiebe deinen rechten Fuß unter deinem linken Knie durch und positioniere ihn neben deiner linken Hüfte. Dein rechter Fuß sollte neben deiner linken Hüftseite liegen.

Strecke nun deine Arme aus und lege den linken Arm über den rechten. Deine Arme sollten sich ein Stück weit über deinen Ellbogen kreuzen. Beuge nun deine beiden Arme und lege die Handflächen so ineinander, dass dein rechter Handrücken auf deiner linken Handinnenfläche liegt. Deine Arme sollten sich ein einem 90-Grad-Winkel zu deinem Oberkörper befinden. Wenn du die Dehnung intensiver gestalten möchtest, hebe deinen Ellenbogen etwas an.

Versuche deinen Atem in den Bereich zwischen deinen beiden Schulterblättern zu lenken.

Diese Übung dehnt vor allem deine obere Rückenmuskulatur und deine Nackenmuskeln.

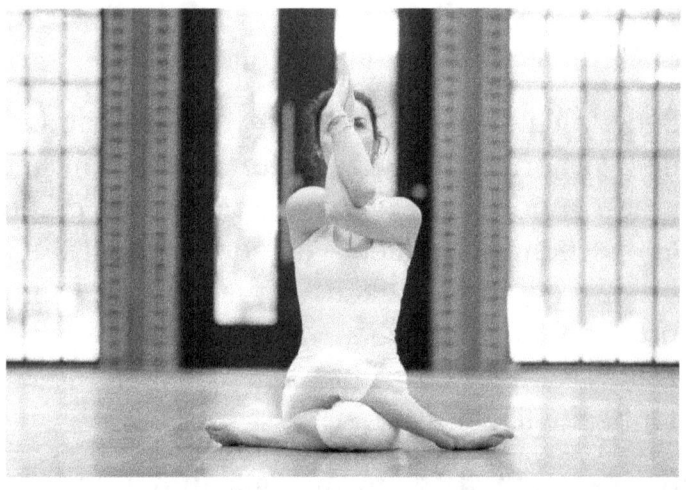

9. JatharaParivartaranasana - Taillendrehung im Liegen

Lege dich flach auf den Rücken. Beuge deine Beine und lege sie auf der rechten Seite ab.

Strecke deine Arme seitlich vom Körper weg und drehe deinen Kopf nach links.

Bleibe eine Minute in dieser Position und achte darauf, dass sich dein Rücken nicht vom Boden abhebt. Wiederhole diese Übung danach auf deiner anderen Körperseite.

Diese Übung dehnt deinen Körper und entspannt somit deine Muskeln. So kannst du Stress und Unruhe abbauen. Außerdem verbessert diese Übung durch die Dehnung deines Bauches auch deine Verdauung.

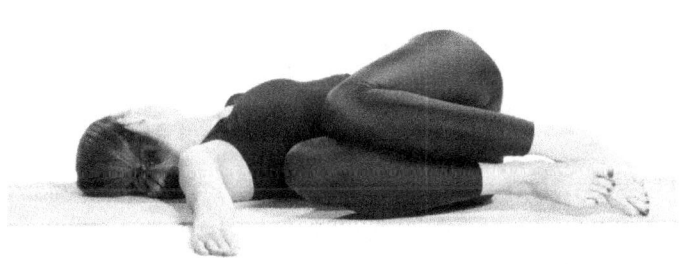

10. Padmasana - Lotussitz

Diese Übung ist der vorherigen sehr ähnlich und wird Lotussitz genannt. Sie gehört zu den klassischen Meditationshaltungen und ist recht bekannt.

Diese Übung ist vor allem für Fortgeschrittene gut geeignet, da sie für längere Meditationen den Rücken optimal stabilisiert, sie aber einen hohen Grad an Training voraussetzt.

Setze dich auf den Boden und lege deine Füße durch das Überkreuzen deiner Beine auf deinen Oberschenkeln ab. Diese Position ist dem Schneidersitz ähnlich. Deine Knie sollten den Boden ohne Anspannung oder Mühe berühren und dein Rücken sollte entspannt grade sein. Lege deine Zunge an deinen Gaumen. Lasse deine Schultern etwas nach hinten fallen. Lege deine Hände mit den Handrücken auf deine Knie und bringe deine Finger in Mudra-Position.

Diese Übung verbessert deine Verdauung, deine Durchblutung und deine Konzentration.

Achte darauf, dass du bei dieser Übung keine Schmerzen empfindest. Vor allem wenn du Probleme mit deinen Knien oder deinem Ischias hast, solltest du diese Übung meiden.

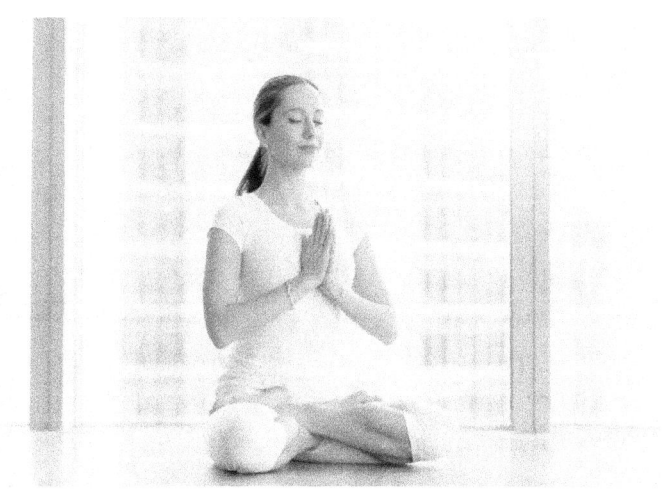

11. Ardha Padmasana - Halber Lotus

Diese Übung ist die vereinfachte Version der Padmasana-Übung.

Begebe dich auf den Boden, lege einen Fuß auf dem gegenüberliegenden Oberschenkel ab. Positioniere deinen anderen Fuß so, dass die Fußfläche die Innenseite des gegenüberliegenden Oberschenkels berührt.

Diese Übung wirkt entspannend.

12. AshvaSanchalanasana - Tiefer Ausfallschritt

Stelle dich aufrecht hin und mache einen Ausfallschritt nach vorne. Lasse dich beim Ausatmen mit deinem Oberkörper nach unten sinken, bis dein Knie deines vorderen Beins fast den Boden berührt. Strecke beim Einatmen deinen Kopf nach hinten aus und verharre einige Sekunden in dieser Position, bevor du beim nächsten Ausatmen wieder in deine Ausgangsposition zurück kommst und die Übung mit der anderen Körperseite wiederholst.

Diese Übung öffnet deinen Brustkorb.

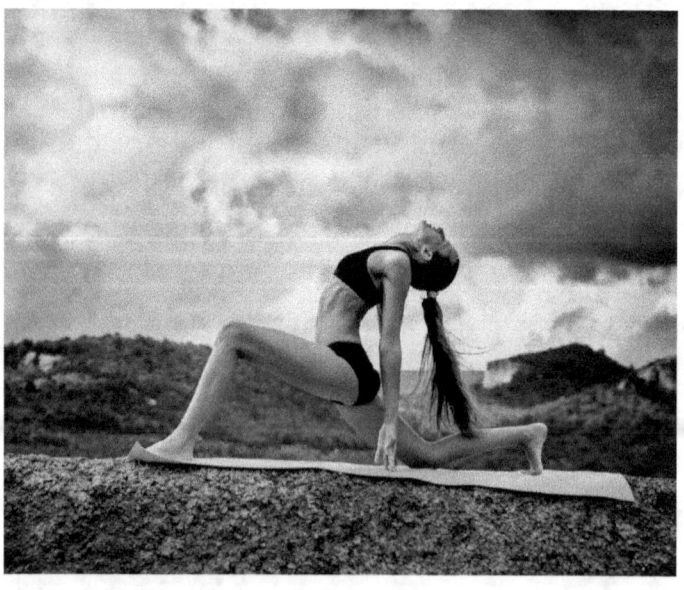

13. Padahastasana - Stehende Vorwärtsbeuge

Stelle dich aufrecht hin. Kippe beim nächsten Ausatmen deinen Oberkörper nach unten, bis deine Hände den Boden berühren. Verharre einige Sekunden in dieser Position und komme beim nächsten Einatmen wieder in deine Ausgangsposition.

Eine tolle Übung zum Dehnen!

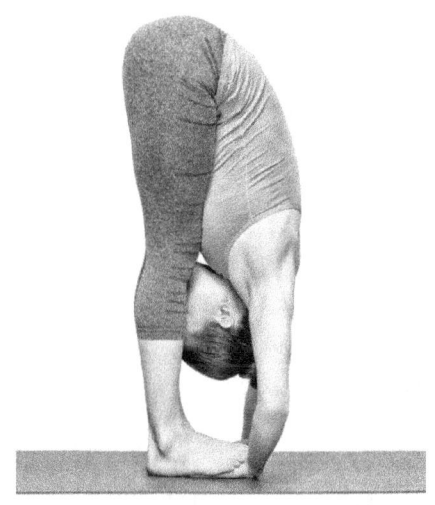

14. AshtangaNamaskara - 8-Punkte-Haltung

Begebe dich in die Bauchlage und verändere deine Haltung beim nächsten Ausatmen so, dass nur noch deine Knie, Füße, Brust, Hände und Kinn den Boden berühren. Dein Körper bildet eine Wellenlinie. Dein Po und dein Bauch sind dabei angehoben.

Halte diese Position, bevor du beim nächsten Einatmen wieder nach oben kommst.

Diese Übung dehnt deinen Rücken.

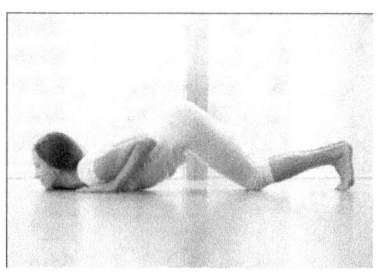

15. Pranamasana - Gebetshaltung

Stelle dich aufrecht hin und falte deine Hände vor deiner Brust. Atme tief ein und entspanne dich. Achte auf deinen Atem und halte deinen Rücken gerade.

Verbleibe in dieser Übung, solange wie es für dich angenehm ist.

Diese Übung entspannt dich.

16. AdhoMukhaSvanasana -
Herabschauender Hund

Stelle dich aufrecht hin und lasse beim
nächsten Ausatmen deinen Oberkörper
herabsinken, sodass deine Arme in einiger
Entfernung zu deinen Füßen auf dem Boden
aufkommen. Deine Handflächen und
Fußflächen sollten deinen Boden berühren.
Dein Körper bildet nun ein Dreieck. Schiebe
deinen Po mit der Kraft deiner Arme
Richtung Decke und verharre einige
Sekunden in dieser Position. Komme beim
Einatmen mit den Knien auf den Boden und
dann wieder in deine Ausgangsposition.

Diese Übung entspannt und dehnt.

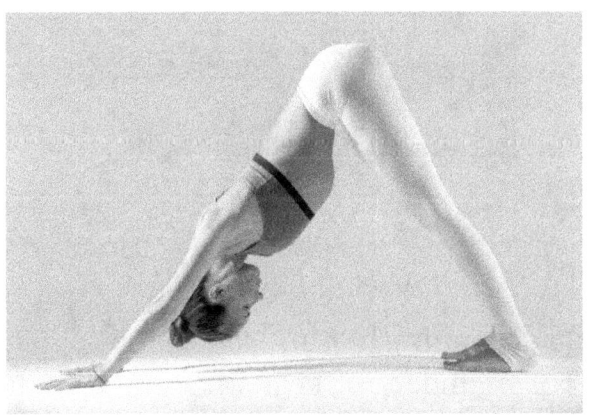

17.   HastaUttanasana   -   Gestreckte Berghaltung

Stelle dich aufrecht hin und strecke deine Arme weit über deinen Kopf nach oben. Beuge dich beim nächsten Einatmen mit deinem Oberkörper nach hinten. Komme beim Ausatmen wieder in deine Ausgangsposition.

Wiederhole diese Übung beliebig oft.

Diese Übung öffnet deinen Brustkorb.

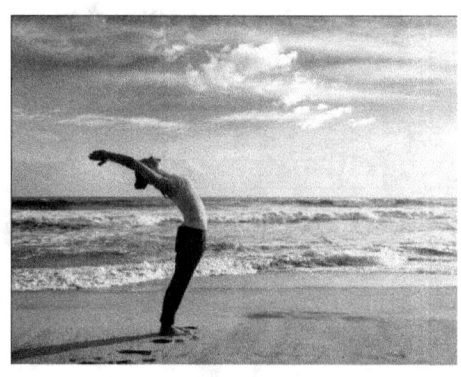

18. Parsvottanasana - Pyramide

Stelle dich aufrecht hin, deine Füße sollten 90 cm voneinander entfernt stehen. Führe deine Hände auf den Rücken und halte deine Hände in der Gebetshaltung mit aneinander liegenden Handflächen auf deinem Rücken. Beuge dich beim Ausatmen mit deinem

Oberkörper auf deinen rechten Oberschenkel, verharre so und komme beim Einatmen wieder nach oben.

Wiederhole diese Übung für jede Körperseite fünf Mal und lege zwischendrin Pausen ein.

Diese Übung dehnt deine Beine und deinen Rücken.

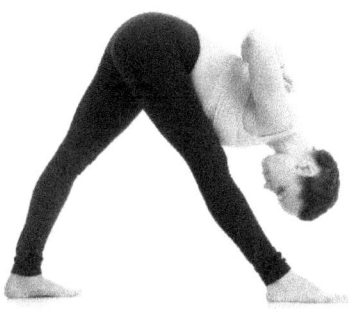

19. ArdhaChandrasana - Halbmondpose

Stelle dich aufrecht hin und strecke deine Arme seitlich von deinem Körper ab, sodass sie parallel zum Boden stehen. Beim nächsten Ausatmen kippst du deinen Körper zur rechten Seite, indem du dein linkes Bein so anhebst, dass es parallel zum Boden steht. Dein rechter Arm und dein rechtes Bein stehen nun parallel zueinander. Richte deinen Blick während du die Position für einige

Sekunden hältst zur Decke. Komme beim Einatmen wieder in deine Ausgangsposition.

Wiederhole diese Übung für jede Körperseite fünf Mal. Mache zwischen den Übungen kurze Pausen.

Du trainierst hier vor allem deine Rumpf- und Rückenmuskulatur, sowie deinen Gleichgewichtssinn.

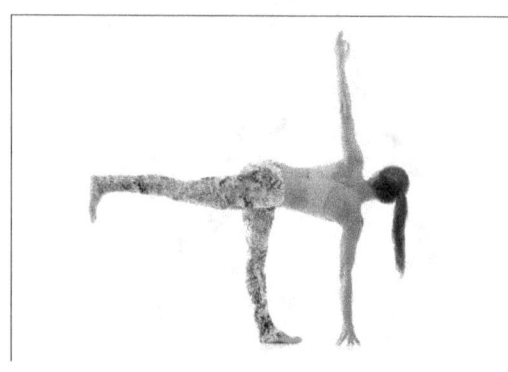

20. Pranayama - Tiefe Atmung

Pranayama bezeichnet die bewusste Vertiefung deiner Atmung. Durch diese Übung kannst du dich optimal entspannen und deine Achtsamkeit üben. Kombiniere diese Übung mit einer für dich angenehmen sitzenden Position, zum Beispiel der nächsten, BaddhaKonasana.

Achte genau darauf, den Weg deines Atems bewusst wahrzunehmen und nichts anderes. Versuche tief- und auszuatmen und den Fokus deiner Achtsamkeit nur auf deinen Atem zu richten.

Diese Übung entschleunigt dich.

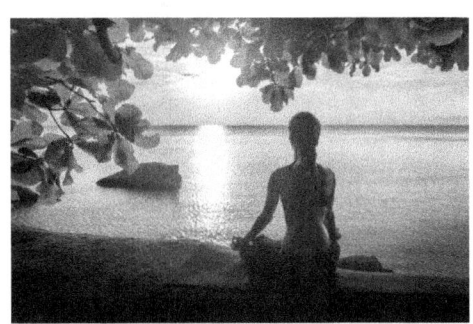

21. BaddhaKonasana - Schustersitz

Setze dich aufrecht auf den Boden und führe deine Fußsohlen zusammen, indem du deine Beine beugst. Achte darauf, dass deine Knie den Boden berühren. Deine Knie und Po bilden ein Dreieck. Lege deine Hände auf deinen Oberschenkeln ab

Achte nun fünf Minuten lang auf deinen Atem und lasse die Anspannung von dir abfallen.

Diese Übung entspannt.

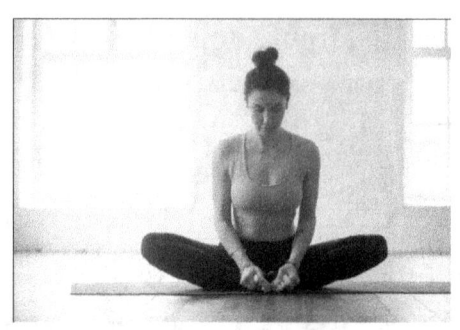

22. SuptaBaddhaKonasana - Liegender Schustersitz

Setze dich wieder aufrecht auf den Boden, führe deine Fußsohlen so zusammen, dass deine Knie und dein Po ein Dreieck bilden und deine Beine den Boden berühren. Bewege deinen Oberkörper nun langsam nach hinten, bis du auf dem Boden liegst.

Achte in dieser Position fünf Minuten lang auf deinen Atem und spüre die Dehnung.

Diese Übung entspannt.

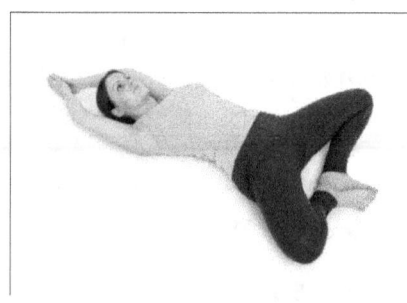

23. Sarvangasana - Schulterstand

Lege dich mit deinem Rücken auf den Boden und hebe beim Ausatmen deine Beine und deinen unteren Rücken, stütze deinen Rücken eventuell mit deinen Händen, bis nur noch dein Kopf, deine Oberarme und deine Schultern den Boden berühren und deine Beine senkrecht nach oben zeigen. Verharre kurz in dieser Position und rolle dich beim Einatmen langsam wieder ab, zurück auf den Boden.

Wiederhole diese Übung fünf Mal und achte auf kurze Pausen zwischen den Übungen.

Diese Übung beruhigt und dehnt.

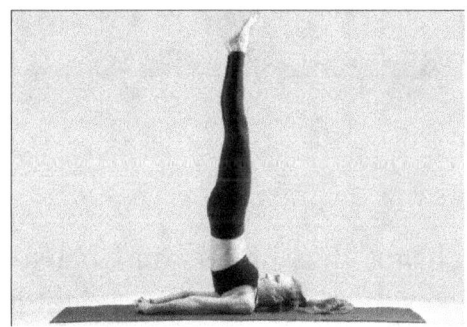

24. ViparitaKarani - Halbe Umkehrhaltung

Begebe dich in Rückenlage auf den Boden und positioniere ein gerolltes Handtuch unter deinem unterem Rücken. Führe beim Ausatmen deine Beine senkrecht nach oben, verharre so und lege deine Beine beim Einatmen wieder auf dem Boden ab.

Wiederhole diese Übung fünf Mal und lege kurze Pausen zwischen den Wiederholungen ein.

Diese Übung öffnet deinen Rücken.

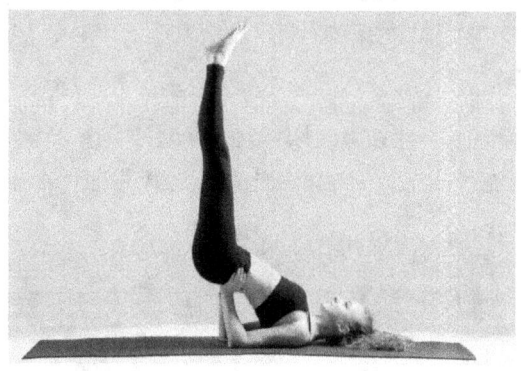

25. Sirsasana - Kopfstand

Knie dich auf den Boden und beuge deinen Oberkörper nach unten, sodass dein Kopf auf dem Boden aufliegt. Lege deine Hände an deinen Hinterkopf und falte deine Hände. Deine Unterarme liegen auf dem Boden auf in einem 45-Grad-Winkel zu deinem Körper. Um in den Kopfstand zu kommen hebe nun dein Gesäß und bewege deine Zehen in die

Richtung deines Gesichts, bis du deine Beine nach oben Richtung der Decke ausstrecken kannst. Halte diese Position einige Sekunden und rolle dich dann langsam wieder ab.

Wiederhole diese Übung fünf Mal, ruhe dich zwischen den Übungen aus.

Diese Übung dehnt deinen Rücken und wirkt entspannend.

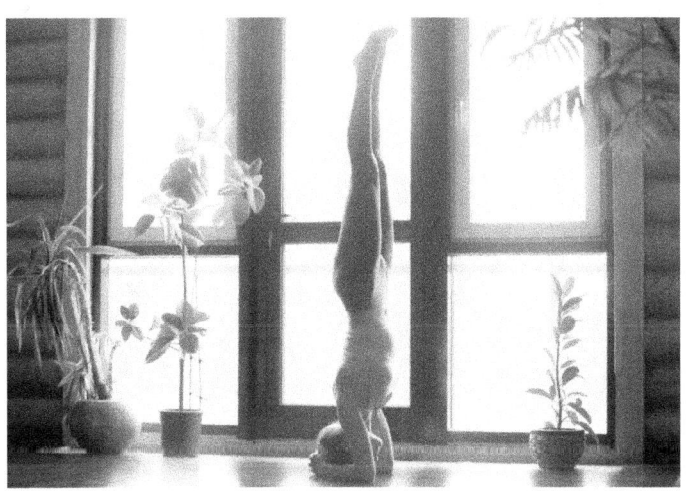

26. Nadi shodhana - Nasenatmung

Dies ist die wechselseitige Nasenatmung. Setze dich in eine für dich angenehme sitzende Position und beobachte deinen Atem für einige Zeit. Halte nun für die Zeit eines ein- und Ausatmens deine Nasenlöcher abwechselnd zu. Mache dies bis zu zehn Mal.

Durch diese Atemübung kannst du dich tief entspannen.

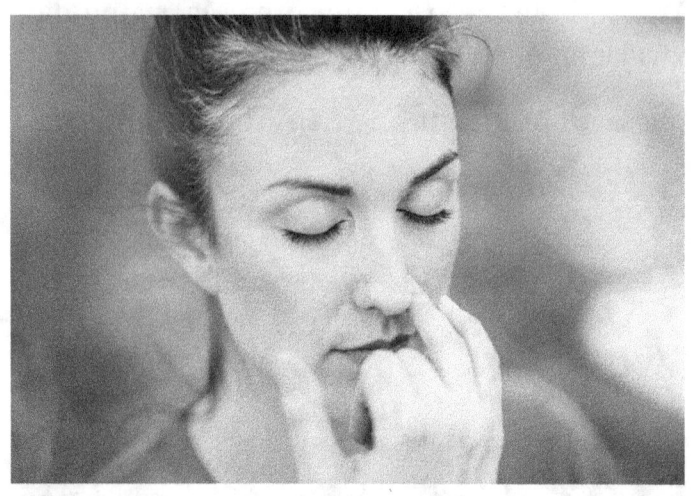

Kapitel 4: Yoga Flow

Der Sonnengruß

SuryaNamaskara

Dies ist wohl die berühmteste Yoga-Übung, und das zu Recht! Auf Deutsch nennt man sie "Der Sonnengruß".

Diese Übung reduziert Stress, fördert die Gewichtsabnahme und definiert ihre Muskeln optimal. Die Übung SuryaNamaskara hat einen unglaublich positiven Effekt auf deine Gesundheit. Durch sie können Rückenschmerzen und sogar Depressionen gelindert werden. Auch in wissenschaftlichen Studien wurden die positiven Auswirkungen dieser Übung bestätigt.

Der metaphysische Aspekt dieser Übung ist das Ehren des lebensspendenden Sonnenlichts.

Sie ist eine Kombination aus einigen Übungen, die du in diesem Buch bereits gesehen hast. Führe den Sonnengruß morgens aus, um perfekt in den Tag zu starten.

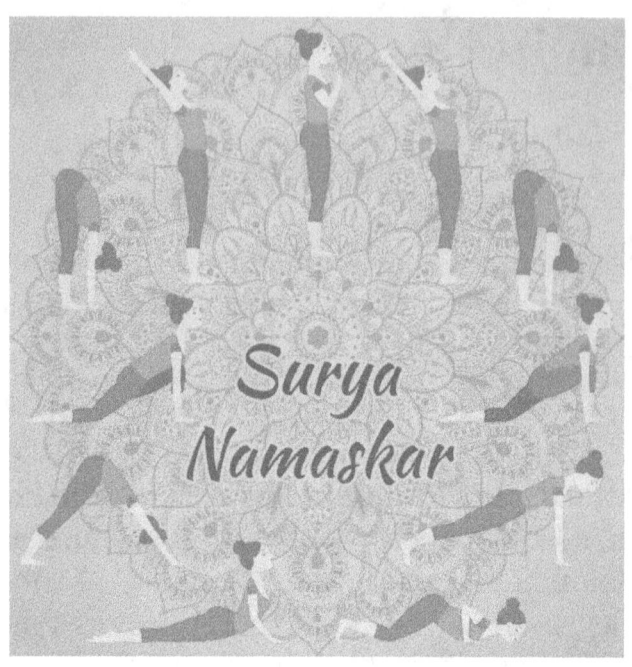

- **Position 1:** Aufrechter Stand (Tadasana)
  Ganz gerade stehen, lange Wirbelsäule, Spannung in den Armen, tiefer Atem.
- **Position 2**: einatmen – Arme heben Handflächen über dem Kopf zueinander, Blick nach oben zu den Daumen, Kehle und Brustkorb öffnen sich
- **Position 3**: Ausatmen – Hände zu den Füßen (Padahastasana)
  nach vorne beugen, den Rumpf sinken lassen und die Hand(flächen) neben

den Füßen ablegen. Beine gestreckt oder leicht gebeugt

- **Position 4**: Einatmen – Tiefer Ausfallschritt
  ein Bein nach hinten, Fingerspitzen und Fußspitzen des vorderen Fußes in einer Linie. Das vordere Knie ist über dem Fußgelenk und Nacken bleibt entspannt. Die Schultern ziehen nach unten, Brustkorb und Herz öffnen sich.
- **Position 5**: Einatmen – schiefe Ebene / Bretthaltung
  Schultern über die Hände, gestreckte Arme, fester Bauch und Rücken, Spannung im ganzen Körper
- **Position 6**: Ausatmen – AshtangaNamaskara
- Knie, Brust, Stirn am Boden ablegen
- **Position 7**: Einatmen (Kobra)
  Becken ablegen, Gesäß anspannen, den Beckenboden kräftig kontrahieren und den Rumpf leicht aufrichten
- **Position 8**: Ausatmen
- Nach unten schauender Hund (AdhoMukhaSvanasana)
  Zweiter Fuß nach hinten, Füße hüftbreit auseinander, die Fersen Richtung Boden, die Finder vorne gespreizt, die Sitzhöcker ziehen nach oben, Beine und Arme gestreckt, Kopf locker, Schultern von den Ohren wegziehen, langer Rücken

- **Position 9**: Einatmen – Tiefer Ausfallschritt
Ein Bein nach vorne schwingen zwischen die Hände wie Position 4.
- **Position 10**: Ausatmen – Hände zu den Füßen (PadaHastasana)
nach vorne beugen, den Rumpf sinken lassen und die Hand(flächen) neben den Füßen ablegen. Beine gestreckt oder leicht gebeugt
- **Position 11**: Einatmen – langsam nach oben kommen
Mit gestreckten Armen nach oben kommen, kurz nach hinten überstrecken und zurück zur Berghaltung (Tadasana), gerader Stand.

Kapitel 5: Die Meditation

Oftmals wird Yoga mit einer anschließenden Meditation kombiniert. Auch die Meditation hat unglaublich viele durch Studien bewiesene positive Effekte auf deinen Körper und deinen Geist.

Durch Meditation kannst du Stress abbauen, Depressionen reduzieren und deine Konzentration fördern.

Setzte dich entspannt in den Schneidersitz auf den Boden. Falls es für dich bequemer ist, setze dich auf ein Kissen. Halte deinen Rücken grade. Du musst für dich selbst herausfinden, ob du deine Augen während der Meditation geschlossen oder offen halten möchtest. Lege deine Hände mit der Handinnenfläche nach oben oder unten auf deine Knie oder lege sie übereinander mit den Handflächen nach oben auf deine Füße.

In dem Kapitel über die verschiedenen Übungen zur Entspannung findest du einige Positionen, die sich gut zum Meditieren eignen.

Atme ein paar Mal tief ein und aus, spüre das Gewicht deines Körpers auf dem Boden. Verändere nichts, stelle einfach nur fest, wie du dich in diesem Moment innerlich und äußerlich fühlst. Konzentriere dich auf deinen Atem und folge seinem weg in und aus deinem Körper heraus. Beeinflusse deinen Atem nicht, sondern beobachte ihn lediglich.

Wenn du von deinen Gedanken abgelenkt wirst, komme wieder zurück zu deinem Atem und konzentriere dich erneut auf ihn.

Praktiziere dies täglich für fünf Minuten oder mehr und erlebe selbst, wie du schon nach einigen Tagen gelassener, glücklicher und in dir ruhender bist.

Schlusswort

Vielen Dank für dein Interesse an meinem Buch!

Ich hoffe, du konntest durch die in diesem Buch präsentierten Informationen über die Geschichte, die Arten und das Wirken von Yoga ein besseres Verständnis für Yoga entwickeln. Du hast durch dein neu erworbenes Wissen die Möglichkeit mehr Glück, Zufriedenheit und Freude in dein Leben zu bringen. Außerdem körperliche Fitness und eine definiertere Figur.

Vielleicht hast du die Yoga-Übungen schon in deinen Alltag etabliert und konntest bereits von den positiven Effekten profitieren.

Ich wünsche dir, dass Yoga dir dabei hilft deinen Stress zu reduzieren, deine körperliche Fitness zu steigern und ein achtsamerers Leben zu führen.

Quellen

- Yoga : Der Pfad Zur Vollendung ; Die Zeitschrift Für Yoga-Synthese U. Vedanta, Vereinigt Mit D. Dt.-indischen Monatsschrift "Friede" ; Offizielles Organ D. Yoga-Vedanta-Akademie.(1954).

- Gandhi, S. (2012). Yoga. 1396.

- Fouladbakhsh, J. (2011). Yoga.Oncology,25(2), 40-45.

- Kabat-Zinn, Jon. (2017). Yoga.Mindfulness,8(2), 517-519.

- Hopkins, L., Medina, J., Baird, S., Rosenfield, D., Powers, M., & Smits, J. (2016). Heated Hatha Yoga to Target Cortisol Reactivity to Stress and Affective Eating in Women at Risk for Obesity-Related Illnesses: A Randomized Controlled Trial.Journal of Consulting and Clinical Psychology, Journal of Consulting and Clinical Psychology, 2016.

- Sanchez, Marcos. (2012). Yoga.Toldo De Astier: Propuestas Y Estudios Sobre Enseñanza De La Lengua Y La Literatura, 3(5), 72-74.

- Khalsa, H. (2003). Yoga: An adjunct to infertility treatment.Fertility and Sterility,80, 46-51.

- Yoga.(4,43). (1950). Wehr/Baden: Ciba.

- Desikachar, T., Krishnamacharya, T., &Soder, M. (1991).Yoga : Tradition und Erfahrung : Die Praxis des Yoga nachdem Yoga Sutra des Patañjali / T. K. V. Desikachar. Übersetzt, neu bearb. u. illustriert von Martin Soder .... Religiousness in Yoga <dt.>(1. Aufl. ed.). Petersberg: Verl. Via Nova.

- SwamiVivekananda Yoga AnusandhanaSamsthanaUniversity. (2008). International Journal of Yoga.

- Jacobsen, K. (2011). Yoga Powers Extraordinary Capacities Attained Through Meditation and Concentration, 1 online resource (532 p.)..

Impressum

Text: Copyright © 2018 by ALI KALAI TLEMCANI

Impressum:

ALI KALAI TLEMCANI

1 Complexe El hassani Immeuble Amal 2

90000 TANGIER

Marokko

Cover Fotos: © Alan Poulson Photography/ www.shutterstock.com

Fotos: © fizkes/ www.shutterstock.com

© Kaspars Grinvalds/ www.shutterstock.com

© Pikoso.kz/ shutterstock.com

© Mark Nazh/ shutterstock.com

© SFIO CRACHO/ shutterstock.com

© fizkes/ shutterstock.com

© Marina Parfenova/ shutterstock.com

© Soloviova Liudmyla/ shutterstock.com

© Wehands/ shutterstock.com

© Viktor Gladkov/ shutterstock.com

Wichtiger Hinweis:

Die in diesem Buch enthaltenen Informationen dienen ausschließlich informativen Zwecken und dürfen unter keinen Umständen als Ersatz für eine professionelle Beratung oder Behandlung durch ausgebildete und anerkannte Ärzte angesehen werden. Diese beinhalten keinerlei Empfehlungen bezüglich bestimmter Diagnose- oder Therapieverfahren. Die Inhalte dürfen niemals als eine Aufforderung zur Selbstbehandlung oder als Grundlage für Selbstdiagnosen und -medikation verstanden werden. Die Informationen spiegeln lediglich die Meinung des Autors wieder. Der Autor übernimmt für die Art oder Richtigkeit der Inhalte keine Garantie, weder ausdrücklich noch impliziert.

Sollten Inhalte des Buches gegen geltendes Recht verstoßen, dann bittet der Autor um umgehende Benachrichtigung. Die betreffenden Inhalte werden dann umgehend entfernt oder geändert.

Haftung für Links

Das Buch enthält Links zu externen Webseiten Dritter, auf deren Inhalte wir keinen Einfluss haben. Deshalb können wir für diese fremden Inhalte keine Gewähr übernehmen. Für die Inhalte der verlinkten Seiten ist stets der jeweilige Anbieter oder Betreiber der Seiten verantwortlich. Die verlinkten Seiten wurden zum Zeitpunkt der Verlinkung auf mögliche Rechtsverstöße überprüft. Rechtswidrige Inhalte waren zum Zeitpunkt der Verlinkung nicht erkennbar. Eine permanente inhaltliche Kontrolle der verlinkten Seiten ist jedoch ohne konkrete Anhaltspunkte einer Rechtsverletzung nicht zumutbar. Bei Bekanntwerden von Rechtsverletzungen werden wir derartige Links umgehend entfernen.